後青春 Restart

後青春，更超越青春。
從心理、健康、照護，到尊嚴的告別，
我們重新啟動一個美好的人生後半場。

照顧父母

不讓父母的小病痛，
變成大危機

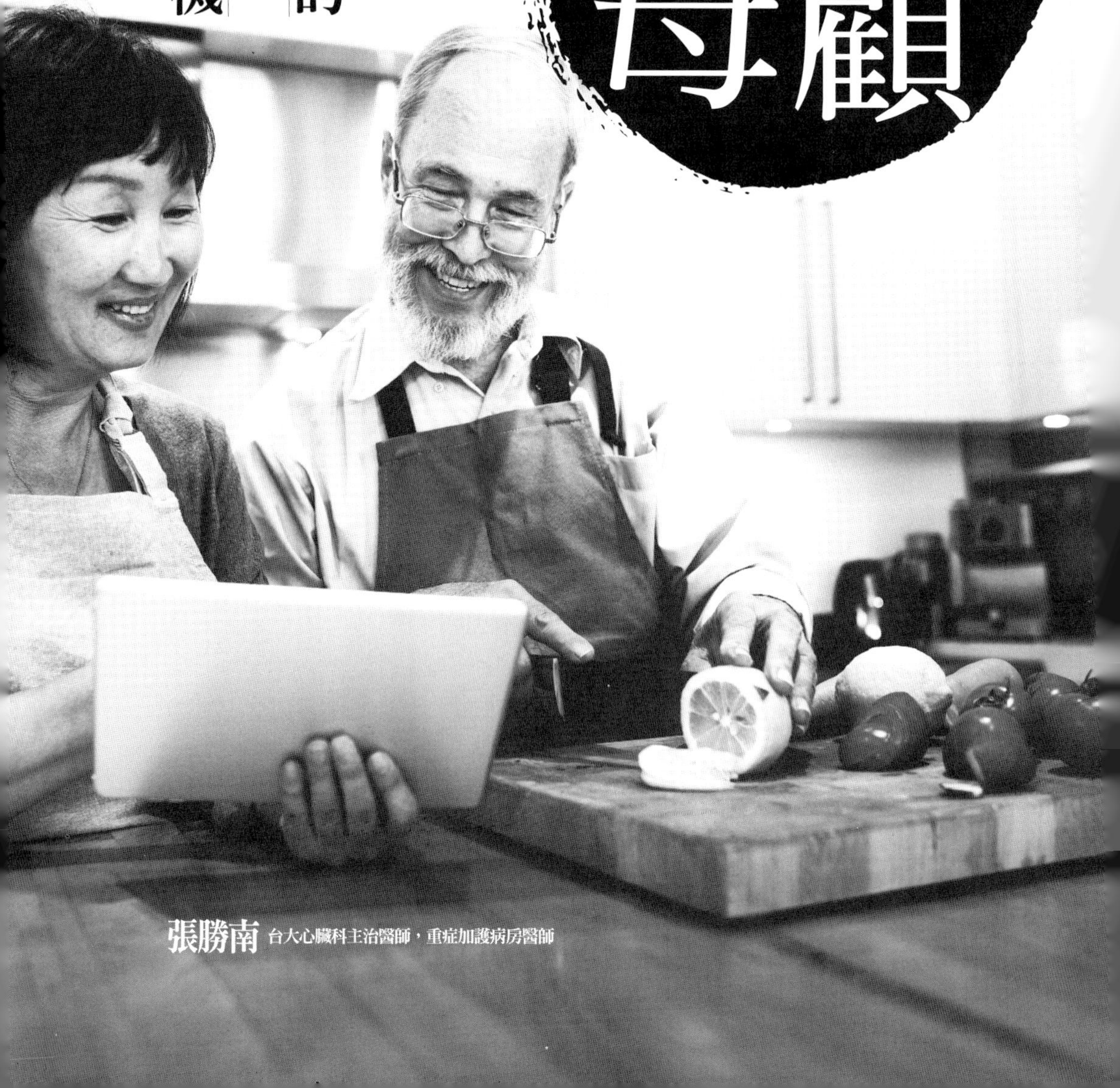

張勝南 台大心臟科主治醫師，重症加護病房醫師

【推薦序一】

細心、博學和豐富經驗是醫好病人的要訣

——張醫師就是努力向上的一位年輕醫師

連文彬（台大醫學院名譽教授）

當張醫師跟我說他要出一本跟照顧年長者有關的書時，我有些訝異，因為臨床工作、教學事務與學術研究就已經占滿他大部分的時間，他居然還會挪出時間，默默地從事寫書這件事情，而且從開始到完成，整整花了一年多的時間，他實在花了很多心力在這本書上面。張醫師很博學，並且一向很苦幹，是一位醫學界的明日之星！

在照顧年長者的時候，常常會遇到許多出乎意料的事情。很多時候，就算只是小事，但是當照顧者臨時找不到「對」的人去詢問要怎麼處理，有時輕忽了，或者不知道該怎麼辦才好，處理錯誤了，原本的小事就會變成大事，到最後甚至會落得很難收尾。

張醫師因為在加護病房工作的關係，時常親身目睹這類事情的發生，於是興起他書寫

這本書的念頭。他想藉由書中的內容來釐清照顧年長者經常會遇到的問題，並且提供讀者們合適的解決方法。

我很贊成張醫師這樣做，特別是當台灣已經邁入初老社會，要如何妥善而且適當的照顧身邊的長者，已經變成每個人都有可能會遇到的問題。這本書一定可以幫忙很多人，甚至年長者本人也可以藉由閱讀這本書而獲得新的啟發，重新留意以往所忽略的事物，並且解決心中的疑惑。最要緊的是，可以用「對」的方法，讓自己的身體變得更健康，活得更年輕。

在這本書裡，張醫師整理了許多在照顧年長者時可能會遇到的情況，而且藉由他臨床上的親身經歷來說明，讓讀者在聽故事的情境中，了解每個問題的重點，並且在閱讀後能夠把故事的情節與相關的知識連結在一起。

醫學知識通常是複雜而且難懂的，要如何讓讀的人，或者是聽的人可以快速明瞭醫師所想要表達的意思，往往考驗一個醫師的功力。在這方面，張醫師化繁為簡，把複雜的醫學文獻消化成口語化的解說，用說故事的方式一步步帶領讀者們進入問題的核心，從中探索知識的寶庫，並且知曉解決問題的方式。

讀這本書的時候，我的感覺是很輕鬆而且無負擔的，就好像在看一本故事書，而且在看完後，也對書中想要傳達的醫學知識記憶猶新，並且印象深刻。

本書內容甚為豐富，包羅萬象，涉及醫療層面大，對於年長人可說是一本健康寶鑑。書中細心整理出來的一些醫學常識，料想對於一般臨床醫師（尤其是年長者）也有莫大益處，可當為進修的課程。

我很高興並且欣慰張醫師能夠撰寫這本書！對於年長者的照顧，相信這本書一定能夠帶給你不同的感受與收穫。

【推薦序二】

學校沒教的一堂課

江福田（台大醫院教授兼前心血管中心主任）

台大醫院雲林分院心臟科主治醫師張勝南先生，利用公餘時間寫了一本書《照顧父母——不讓父母的小病痛，變成大危機》。從老人家不起眼的症狀，如咳嗽不止、失眠、胃痛或行動不良等談起，直指這些症狀可能的潛在疾病，如咳嗽可能是肺炎或肺癌的早期症狀，失眠可能是憂鬱症的表現，胃痛可能是更嚴重的疾病，如胃癌的冰山一角。並進而說明如何自這些症狀，安排進一步的看醫師做健康諮詢，早日發現潛伏的疾病，早期治療。

難能可貴的是，張醫師每一種症狀，都引述一個病例，即他平常在行醫中遇到的案例。栩栩如生的描繪病人的狀況，讓人印象深刻。並且在每個案例說明完後，不厭其煩的再做一個「張醫師暖心提醒」，提醒讀者該疾病的重要性何在。

更進而，作者在本書中例舉一些老人常見的疾病，如糖尿病、高血壓、心肌梗塞、心臟衰竭、腦中風、洗腎及癌症，除了詳加說明這些疾病的問題細節，並指引出如果父母親因這些疾病需要住院時，照顧的家人面對種種住院環節，該如何應付面對，才不至於驚慌失措。

有一章更談及面對父母無效醫療時，家裡的人應如何配合安寧緩和醫療，教導子女們如何面對父母的人生終點，這些都是學校課堂沒教過的。

全球人口正快速老化，已成為許多國家社會重視的議題。台灣在一九九三年正式進入聯合國界定的高齡化社會，六十五歲以上老人占總人口百分之七；依行政院經建會推估，二〇〇四年老年人口占百分之九點四；二〇一七年占百分之十三點六；二〇二六年占百分之二十，即五人中即有一人為高齡者。

對於高齡的幸福安寧與健康照護，政府正在擬定了長照2.0的政策，擴大照護對象以及項目內容，並制定了各種照護的策略，達到「老有所終」的社福理念。而其中勢必納入高齡者的健康照顧。

作者在本書最後特別強調，當高齡父母生病了，為人子女者應如何盡到照護的責任，從生理與心理層面，剖析照護者的應對態度，並指出從何處可以得到政府的奧援，以免生病者未倒，照護的人先被壓力壓垮了。這些常識在現代人忙碌事業中，都是極寶貴的常識。

本書真的可以幫助不知如何照顧生病的父母的現代孝子，克盡責任，使得父母可以「活得老，活得好」。故樂於為之序。

【推薦序三】

健康最重要的事——觀念正確

黃瑞仁（台大醫院雲林分院院長）

張勝南醫師是一位學有專精的心臟專科及重症專科的醫師，自二〇〇七年起，擔任台大醫院雲林分院心臟內科主治醫師。雲林嘉義地區的病患人口老年人居多，張醫師累積他在心臟內科及加護病房與病人、家屬互動的經驗與心得，將一般民眾家中，長者常見疾病的照護所需要的觀念與知識，整理成文，集結成書，提供大家參考，猶如一本家庭醫師手冊。

「健康是人生最重要的財富」，現代人注重養生保健，關心健康議題，君不見各種媒體網路社群每每傳遞著形形色色的健康資訊？這些資訊真是正確可信的嗎？健康並不單只在乎飲食均衡、運動適當、作息正常，最重要的是「觀念正確」。家中長者生病了，熱心的左鄰右舍、親朋好友捎來關心問候之餘，也不免提供一些獨門偏方。這些偏方妙法真的能根治病症，讓他們恢復健康嗎？沒有正確的觀念，很容易被商人的噱頭、偶像的代言給迷惑了，花錢事小，萬一延誤診治醫療，才真的是得不償失。

有鑑於此，張醫師將多年來與病人及家屬互動接觸的心得，歸納整理出多種常見的病症，以淺白生動的文字書寫，目的在提供讀者正確的訊息，讓讀者建立正確的觀念。釐清社會上以訛傳訛的迷思，破除民眾易犯似是而非的想法，提升全民醫療保健的水準，正是目前許多醫界人士努力的一環。

「肚子脹脹的，好像消化不良，趕快找顆胃藥吞進肚就沒事了！」「阿公退休後最清閒了！怎麼會憂鬱、心情不好？」「有病吃藥是治病，沒病吃藥就當吃補強身呀！」「疫苗不用打啦，打了還是會生病，何必打？」「肝不好，人生就是黑白的，多吃點養肝補品，讓人生變彩色！」這些習以為常的想法，往往讓我們忽略了隱藏其背後的危機，透過張醫師的精闢分析說理及貼心小叮嚀，讓讀者豁然開朗，原來維護自己與家人的健康一點都不難。只要觀念正確、作法正確，真的不需要花大錢去保養健康。

另外，家中若有「三高」的長者，日常起居中有什麼「一定」要注意的重要事項呢？又或是遇到腦中風、心肌梗塞、失智、癌症等令人聞之色變的病症，該如何妥善應對？面對這些病症的襲擊，與其終日憂慮愁苦，不如從此書入門，透過張醫師的專業引導、解惑，讀者能明白專業醫師是如何應對這些棘手的病症，讓傷害降到最低，使病患得到最妥適的治療。

張醫師受過嚴謹、專業的醫學養成教育，加上多年執業所見、所聞、所感，並引用最新醫學文獻佐證，彙集成此書。他將艱澀難懂的醫理，以淺白的方式呈現，客觀論理說明中帶點幽默，詼諧陳述下，仍不忘懇切的叮嚀。希望能藉由這本書的內容提供給讀者一個明確的方向，平日可當養生保健預防的參考書，而當病症發生時，我們早已消化好這本定心良方，不至於措手不及，更無須人云亦云而自亂陣腳。此書以各種常見疾病及其治療方略為經緯，但更可貴的是，張醫師著作本書的動機，是基於對「人」的關心，藉著專業知識的傳遞，幫助民眾面對疾病而知所因應，其人本關懷才是本書的無形珍寶！

【引言】

寫這本書的初衷

醫生是一門很有趣的職業。在執業的過程中，我會與許多不同領域的人接觸，與他們互動是我很喜歡的事。從不同的病人身上，我看到的是一個社會的小小縮影。

每次看診後，或者是查完房，我總是會想很多事情，除了醫療的問題外，我也發現到有些我認為很理所當然的事情，對於病人或者是家屬並不是那麼一回事，有時他們所憂慮的事，事實上並沒有那麼的複雜；反倒是醫師認為很重要的，很多時候，病人與家屬都不知道。

會有這樣的想法，有可能是因為長年在加護病房擔任主治醫師的緣故。我看到很多年長者因為自己或是家人的輕忽，讓原先不起眼的「小毛病」變成「大毛病」。有時他們以為不是什麼大不了的事，到最後卻需要轉入加護病房，接受更漫長，而且更辛苦的治療。

我曾經遇到一名肺炎的病人，她的先生對我說：「我太太只是咳嗽個幾天，才發生沒多久，應該不嚴重吧？」

事實上，這名患者本身就有糖尿病，血糖與腎臟功能都很不理想，這次是因為吃東西嗆到後一直咳嗽，家人心想應該沒事，吃吃成藥就好，沒有想到卻越來越喘，到最後送來醫院沒多久，就被轉入加護病房。

諸如此類的故事，幾乎天天在我的周遭上演。

而當我在書店，總是會在暢銷榜上看到很多養生書籍，這些標榜自然醫學或是宇宙學大師所寫的書籍，從如何禁糖瘦身、高脂飲食、冥想靜坐、宇宙波養生，到販售加持過的能量水，形形色色，什麼都有。

我將這些書從架上拿了下來，翻了翻，心想或許可以從這些書裡得到一些知識。但是書中的內容讓我疑惑了，裡面充斥著一堆奇怪的觀念，而且引證與來源都是作者自述聽某個專家說，或者是他自己想當然爾所得到的結果，支持他們論點的證據則是完全沒有。

但是由於書中的內容相當聳動，文字也很煽情，讓人讀了後頗有朝聞道，夕死可矣的感觸，心想這麼好用的資訊，為什麼我的醫師從來都沒有跟我說。若不是我接受過完整的醫學訓練，我大概也會被書中的內容牽著鼻子走吧。如果讀者們被書中的內容所影響，並且對於這些錯誤的觀念深信不疑，到最後不曉得還要花多大的功夫才能把他們拉回來。想到這裡，我不禁也開始擔心起來。

但是如果這些書的內容不可靠，那麼要怎麼預防家人生病？或是當家人生病時該怎麼辦？

而這也是我寫這本書的初衷，我想藉由我身邊的小故事，讓大家對年長者常遇到的問題，有更進一步的了解。

以失眠為例，一個人如果失眠，只要找醫師開個安眠藥就好了嗎？失眠背後有沒有什麼問題？如果長期輕視失眠所造成的困擾，會不會引發更多的問題？例如肥胖，當一個人年紀變大，身材走樣常常會被認為是理所當然的事，但是肥胖會不會誘發其他的疾病？老年人也要注意自己的身材，並且控制體重嗎？又要如何做，才能健康的減重？

以憂鬱症為例，當父母常常情緒不好，那只是單純的心情不好嗎？你知道憂鬱症常常發生在老年人身上，並且很容易被忽略嗎？你知道憂鬱症也會與退化性膝關節炎有關嗎？甚至是常見的肚子痛，只要去藥房買幾顆胃藥吃一吃就好了嗎？有沒有哪些疾病也會引發胃部不舒服？或者當父母在服用藥物的時候，有哪些用藥習慣是需要注意的？當父母身體突然不舒服，如果把手上的藥物吃過一輪，會不會產生什麼問題？這些看似小小的問題，背後其實都隱藏很多危機。

又以年長者最常見的三高來說，假如有糖尿病、高血壓、高血脂，要注意哪些事情？為什麼年長者容易產生這些疾病？這些疾病又會有哪些併發症？對於這些疾病，有沒有什麼觀念是需要改進的？或者血糖如果一直沒有辦法用「口服」的降血糖藥控制，使用「針劑」的胰島素，是不是表示藥量越用越強，到最後會一輩子離不開打針？

或是心肌梗塞、心臟衰竭、腦中風等聽起來「很嚴重的病」（實際上也是），可以做些什麼來預防它們的發生？或減緩它們的病程？假如有這些慢性病，要怎麼保養？如果父母有腎臟病，而且需要「洗腎」，在生活上，有沒有哪些細節是需要注意的？有什麼方法可以防止腎臟功能的衰退？吃吃中藥來補一補，會比較好嗎？如果父母需要住院或動手術，要特別注意哪些事情？甚至大家最擔心的癌症，萬一不幸找上門，在心理上要如何調適？對於安寧照顧，有沒有哪些觀念需要釐清？

對於這些困惑與問題，我把我所學到的、從臨床上看到的，以及從醫學文獻檢索到的整理下來。我把「艱澀難懂」的醫學知識用「口語話」的方式書寫下來，希望讀者們在閱讀這本書後，能夠知道醫師在面對病人時，心中是在想什麼，為什麼醫師會作出這些建議。

另外，為了讓讀者們能夠接觸最新的醫學知識，我在寫這本書的時候，花了一些時間，查閱了最新的醫學文獻，以確保書中的內容都是有根據，並且有所本。這樣讀者們就可以知道哪些建議才是有「科學根據」，而且「真正」對病人有益。

事實上，有很多對健康有幫助的事物，並不需要花大錢就可以達成；很多事情也只要注意一些小細節，就可以獲得很大的成效，而且從自身就可以做起，不假外求。

在閱讀完這本書後，希望我可以解答大家在照顧長輩時「心中的迷思」，而且就算遇到問題時，也能妥善因應，並且知道有哪些管道與資源可以尋求幫忙，這樣一來，就能讓家中的長輩們有更自在與健康的退休生活，即使生了病，也能在第一時間發現，並且給予最適切的照顧與治療。

謝謝你拿起這本書，並且翻閱它。我將藉由我周遭的經歷來與你一塊分享，讓你跟你的家人們活得更健康、更快樂。

【輯一】父母看似不起眼的小問題，其實隱藏大危機

【輯二】父母生病，如何妥適照護？

【輯三】照護父母時，子女如何不讓自己倒下，也成為病人？

處理方式三：讓主要照顧者每天與每週都有「固定」的休閒時間

不確定感的壓力

處理方式：在心理上坦然「接受」擔任照顧者的角色，並思考將照顧者的角色，融入生活中

來自病人的壓力

處理方式一：照顧者同理病人心中龐大又說不出口的壓力

處理方式二：照顧者婉轉對病人表達，自己不喜歡被這樣對待

長期照顧的壓力

處理方式一：照顧者要維持一定程度的社交活動，不能將自己封閉起來

處理方式二：照顧者在休息時間時，可以選擇做些自己喜歡的事，或犒賞自己

處理方式三：若病人是末期，照顧者可以與醫師討論是否選擇安寧緩和醫療，讓病人有較佳的生活品質

照顧者的生理層面——如何照顧好自己的身體？

照顧者身上不能忽視的警訊

處理方式一：請教病友會家屬，如何更精簡、更有效率的照顧病人

處理方式二：與病友會家屬保持密切互動，除能互相打氣，也能彼此支援

照顧者有沒有可能得到相同的疾病？

處理方式一：照顧者可以找醫師諮詢，並做初步檢查，需不需要開始預防性治療等

處理方式二：照顧者必須做一些基本的防護措施，是為自己，也是為被照顧的病人

【特別企劃】

照顧父母時，子女最焦慮的8個問題

1

父母在家裡囤積各種藥品，一感到不舒服，就自己拿藥出來吃。要如何說服他們去醫院就診？

醫師在開立藥品時，都是根據病人當時的情況去處理。除非父母本身已經是「久病成良醫」，對於每種藥物的特性、用法與副作用都很熟，否則他們這麼做，是非常危險的。因為疾病不只千百種，藥物的選擇更是複雜，所以當他們感到不舒服，而且情況又持續變差時，最好的做法還是帶他們到醫院。

但為什麼父母即使身體不舒服，還是不想去醫院？是因為看診不方便？不想多花錢？或者單純地認為那只是小毛病，沒有什麼大礙？

如果是因為往返接送或財務的問題，那麼，這時就需要與其他的家人們溝通，大家一起討論，該如何處理。特別是**當父母的年紀越大，醫療方面的需求一定會更多，在人力與財務上，如果能提早安排做準備，**即使最後沒用到，有備無患總是好的。除了從自家人身上尋求支持外，也不要忘記還有很多社會資源可以運用。妥善地利用這些資源，可以減輕很多負擔。

在此也提醒所有為人子女者，當父母生病，請別將所有的責任往自己的身上攬。因為照顧生病的人，從來不是單獨一個人就能做到的事。

如果父母認為他們的不舒服只是「小毛病」，吃吃成藥就好。那麼，**最好的方式就是讓他們知道，有很多的大問題一開始都是由他們所謂的小毛病所引起的。**

如果父母本身有慢性疾病，例如高血壓、糖尿病、心臟病或腎臟病，**子女可以多蒐集相關的資料，讓他們閱讀，或在回診的時候，請醫師特別叮嚀父母，哪些是父母該特別注意的地方，**因為有時醫師講一句，比子女說破嘴都還有效。這樣就可以讓父母知道自己出現那些狀況時，就算看起來只是小問題，也要很小心，必須早點到醫院就診，才不會最後一發不可收拾。

2

父母血糖高，卻還要吃甜食。子女一提醒，父母就生氣地說：「我是還能吃幾年啊？」或父母身體不舒服，但卻認為西藥副作用多，而只肯吃中藥，怎麼辦？

血糖高的父母喜歡吃甜食，與血壓高的父母卻喜歡吃重鹹，是同樣的道裡，明明知道這樣做對身體不好，卻還是想要這樣做。有時是因為習慣，有時是因為這樣做，可以帶來某種程度的滿足。

這種心態就好像當初父母在你小的時候，對你說不要看電視、不要玩手機，或不要太晚睡一樣，你明明知道規定不可以，但你還是想要去做。不過，相反的，假如今天爸媽對小孩子講的是，不要玩火、不要碰滾燙的熱水，或不要把手指伸進電風扇裡，相信很多小孩就算父母沒有講，也不會去做這些事。

看清楚這兩者的差別了嗎？同樣出發點都是為了對方好，為什麼有些建議小孩子會聽進去，但是有些忠告就算講了無數次，無論怎麼講，對方都聽不進去呢？因為即使是小孩子，也有自己的判斷力。

他們在成長的過程中，知道哪些事會讓自己受到立即的傷害，而哪些不會，因此，

就算明明知道有些事情做了後會帶來壞處，但是由於還沒有深刻的體認，相對於眼前馬上得到的好處來講，最後還是選擇做這些事情。這個道理不僅適用在小孩子身上，對於年長的父母也一樣通用。

所以當父母根據以往的經驗，認為稍微吃甜一點，或者是鹹一點，好像也沒有發生什麼事，他們就會繼續做下去。

至於為什麼父母不舒服，寧可吃中藥？也許爺爺奶奶從小就讓他們吃中藥調養身體，並且對他們說，中藥比較溫和，雖然效果比較慢，但是比較沒有副作用；西藥雖然有效，但是西藥很傷身體，而且有很多副作用。

所以父母也就習慣吃中藥來治病，父母甚至會對你說，難道你沒看到藥袋上滿滿的副作用，而且他們都這樣過了大半輩子，根據他們的經驗，他們做的這些小事，其實對身體都不會有什麼大礙，所以儘管你很緊張，他們對於你的嘮叨，卻往往選擇直接跳過與無視。

看到這裡，了解了嗎？**對於心中早有定見的長輩們，要他們改變以往的生活模式，或者放棄舊有的習慣是很難的，除非他們認同你的看法，**否則即使你天天提醒，也只會讓他們覺得心煩，有時甚至還會生氣，讓你們的關係處於不愉快之中。

那麼，遇到這樣的情況，該怎麼辦？答案就在剛才的內容裡，就是要讓父母也認同你的看法。這樣不用你來提醒，他們自己就會注意到這些事情。

但要如何讓他們認同你的想法？這就需要一些功夫與時間了。一個人的觀念與想法是不會突然改變的，就與你平常喜好的事物一樣，要你平白放棄喜歡的事，然後去做你不喜歡的事，你覺得難不難？很難，對不對？但是如果讓你知道做了這些改變會帶來哪些好處，是不是會稍微簡單一點？沒錯，就是要這樣做。

那麼要如何讓父母認為你的建議會對他們帶來好處呢？你自己想想，當你聽到別人「強迫」灌輸給你忠告與訓誡時，你的反應會是如何？是馬上無條件的全盤接受？還是有所保留？或質疑？但是如果換個方式，**不強迫灌輸，反而是柔軟地提供相關資料讓你自己閱讀，並且給你時間，讓你可以沉靜下來，好好的思考**，在衡量利弊得失後，你的想法與做法會不會有所改變？比較起來，哪種方式才能達到比較好的效果？

談到這裡，相信你心中已經有自己的答案，這也是我寫這本書的原因。**我希望透過這本書的內容，讓年長者的家人或者是他們本人，藉由閱讀來認知自己的盲點**，進而對舊有的觀念與習慣稍微做些改變，好讓自己與家中的長輩活得更健康、更快樂。

3 因為怕「三高」，父母烹調的食物都沒有滋味，很難入口。怎麼辦？

這是一個很有趣的問題。基本上，會這麼做的父母，都是屬於配合度很高，很嚴以律己的人。從我以往的病人來看，這樣的人大多是屬於師字輩，例如老師、會計師、律師，甚至是醫師。

他們大多受過良好的教育，有時還會上網蒐集資料，再判斷怎麼做對自己最好。所以如果他們生了病，不用醫師叮嚀，他們每天會按時服藥，記錄血壓。他們完全不用家人操心，會把自己照顧得好好的。

由於他們的標準很高，所以在身體的照顧上，不太可能出現大問題，而幾近清教徒的生活方式，其實也對身體有益，只是如果他們也要求其他家人與他們一樣，那麼無形中就可能帶給家人龐大的壓力。

面對這種類型的病人，**我會提供他們所想要知道的資訊，然後讓他們知道很多標準與準則都是有一個範圍的，並沒有那麼死板或硬邦邦**。例如血壓、血脂或血糖只要維持在某個範圍內就可以了，就像我們在看抽血報告時，每個檢查項目的標準值都有一個範圍，檢驗的數值在這個範圍內都是可以接受的。只有在數值超過，或者低於標準值的

「上下限」，而且在「不被容許」的程度時，醫師才會解讀為不正常，並且需要處理。我們不是機器人，而且即使是同一個人，檢查數值也會隨著每天的狀況而有所不同。只要在正常的範圍內，就可以不用太過操心。

同樣的道理，在保養身體方面，只要清楚自己身體的狀況，了解醫師認為「重要」，或者需要「注意」的地方在哪裡，並且控制住，就可以了。

養生並不難，只要把握住大原則，就不需要時時繃緊著神經，留意太多的枝微末節，這樣也才能好好過日子。一個人如果能好好過日子，也才可能有健康的身體。我希望藉由這本書，讓讀者們都能從中發掘屬於自己養生的方式或原則，並且可以享受與家人在一起的快樂時光。

4 「有病治病，沒病強身」，父母對於健康食品，來者不拒，該怎麼辦？

「有病治病，沒病強身」，這種在華人社會根深柢固的觀念，一時之間要扭轉，應該是不太可能的事。從老祖宗的鹿茸、虎鞭、燕窩、魚翅，到現在的綜合維他命、銀杏、紅麴，或葡萄糖胺，市面上總有一堆「吃保養」的健康食品。

事實上，大部分的保健食品，只要是合格的藥廠生產出來，即使效果不像廣告上所說的那麼神效，副作用也不會太大。如果單純拿來保養身體，原則上是可以的，不是什麼值得掛心的事，而且有很多健康食品都是子女用來表示孝心的禮物，或親友們出國好意帶回來的伴手禮。收了不吃，反而會讓父母覺得好像糟蹋了對方的心意，或者覺得暴殄天物。

但是如果父母有慢性病，需要使用藥品來治療時，這時就不是每種保健食品都可以吃，完全沒有禁忌。

舉例來說，**如果爸媽有高血脂症，那麼，在服用降血脂藥物時，就要避免與紅麴一起使用，以避免藥物的交互作用。**

所以家中的長輩們如果有服用健康食品的習慣，其實，只要在門診時，將這些健康食品帶到診間，讓醫師確認一下，父母就可以吃得保健又放心。

5 老是忘記關瓦斯爐，父母是健忘？還是失智症？

忘東忘西這件事，不只在年長者身上會發生，在年輕人身上，也很容易看到，特別是在事情繁忙，熬夜疲憊，又加上睡眠不足的時候，更容易發生。

但是**如果在經過足夠的休息，或經過別人提醒後，會再回想起來，那麼，這樣就只是健忘，而不是失智症**。

但是失智症就不一樣了，失智症的患者即使經過提醒，也會忘記自己所熟悉的事物，而且除了記性差外，失智症患者的思考能力與認知能力也會受到影響，所以失智症的患者，有時會做出無法用常理來解釋的行為，這是因為他們的邏輯思考也受到影響的關係，甚至，有時他們的舉動還會傷害到自己而不自知。

所以假如出現「忘記關瓦斯爐」這種行為，就要很小心。因為**重點不是在「關東西」這個動作，而是失智症的患者沒有意識到「不關瓦斯爐會引起火災」這件事情**！所以忘記關瓦斯爐這件事會比忘記關電燈還要來得嚴重。

因此如果家中的長輩們出現記憶力或思考力變差，行為舉止與以往不一樣，就要特別留意。必要時，也可以帶他們到醫院，讓醫師評估看看是否已經與失智症沾上邊，早點發現，就可以及時處理。

6 父母膝蓋老是不舒服，但是朋友一邀，卻又答應去爬山？

退化性關節炎是年長者常常會罹患的疾病，許多上了年紀的長輩都會被這個問題所困擾，假如爬山又是他們與好朋友的共同嗜好，到底該怎麼辦才好？遇到這樣的問題，最好的解決方法就是讓父母的膝蓋變得「舒服」，可以繼續與老朋友們一起去爬山。

由於**退化性關節炎是一種「慢慢變差」的疾病，所以可以在初期時，就做一些保養來減緩疾病的病程，例如減重、運動與飲食控制**。

減重可以減輕膝關節的負擔，這是很容易理解的。至於運動，有些人會認為膝蓋都已經在痛了，要怎麼運動？沒錯，因為膝蓋在痛，所以就要選擇減少膝蓋負擔的運動，例如游泳就是很好的運動。

運動不但可以增加關節液的流動，也可以增強膝蓋附近肌肉的強度，減緩退化性關節炎的症狀，所以**退化性關節炎的病人還是要持續運動**。

在飲食的選擇上，盡量減少會引起尿酸的食物，例如紅肉、內臟、油炸類食物，或火鍋湯底，可以從白肉、蛋白或奶類，補充蛋白質的攝取。

如果做了這些之後，父母的症狀還是很明顯，那麼，這時就需要由骨科醫師評估是否適合施打玻尿酸，以補充減少的關節？或是否需要安排關節鏡檢查？另外，必要時，也可以接受人工膝關節置換術。經過這些處理，我想應該可以解決父母膝蓋痛的困擾，讓他們可以開開心心的繼續與朋友一起出門。

7 沒吃完的飯菜，父母喜歡一熱再熱，這樣會不會對健康構成威脅？

這問題不只會發生在年長者身上，在學生或上班族身上也很常見到。長輩們常常會保留剩菜剩飯，隔餐加熱再吃，這是因為他們愛物惜物，不想浪費食物的個性所使然，而學生與上班族則是因為需要帶便當的關係，所以很多人都是前一天的晚餐多煮一點，順便打包一份飯菜，當作隔天的午餐。

這樣做有沒有什麼問題？事實上，這樣做還好。只要這些菜餚都有妥當的冷藏，問題並不大，**比較值得擔心的是如果食物重覆加熱，營養很容易流失，或者是保存不當引起細菌滋生，導致亞硝酸鹽的產生**。

例如蔬菜或加工的肉類，最好還是準備每餐所需的份量，一次就食用完畢，盡量減少加熱的次數。因為在反覆地冷藏、退冰與加熱的過程中，除了會破壞食物的營養外，如果其中一個環節出了問題，細菌增長，就很容易產生亞硝酸鹽。**亞酸鹽很容易與肉類中的「胺」結合，轉換成致癌的亞硝酸胺**。

特別是深色蔬菜，例如花椰菜、芹菜、大白菜、菠菜或高麗菜，它們在生長的過程中很容易吸收土壤內的氮肥，並且轉換成硝酸鹽貯藏起來，所以**這些蔬菜並不適合反覆加熱食用**。

除了蔬菜外，其他在製造過程中會加入硝酸鹽當作防腐劑的肉品，例如熱狗、香腸、火腿、醃肉、燻肉、臘肉、培根或鹹魚，也要盡量減少攝取與加熱的次數。

另外，在飲食上，可以多多攝取含有維生素C與多酚類的水果，例如番茄、奇異果、葡萄、藍莓或柑橘。

這些水果都有不錯的抗氧化性，可以減少亞硝酸鹽類進一步轉化成亞硝酸胺，降低致癌物的形成。

8 上了年紀的父母，為什麼這麼固執啊？他們是不安與害怕嗎？

上了年紀的父母，為什麼這麼固執？原因可能是父母記憶衰退、思想保守，或是我們與父母之間的代溝等等。

其實父母並不是老後才固執，只是在父母年紀越大，體力越衰退的時候，我們對於父母固執的感受會更明顯，甚至在他們生病時，他們很多無謂的堅持，可能都帶給我們相當大的困擾，而這份困擾，會讓我們更覺得「父母很固執」。

面對這樣的情況，該怎麼辦？這個問題其實非常複雜，甚至可以從父母的生理分析到心理，寫成一本書。不過，我記得有一次與三歲的小外甥去吃飯，他很喜歡吃小番茄，但是我怕他把整顆小番茄吞進嘴裡時會噎到，所以就幫他把盤子裡的小蕃茄對切，心想這樣對小外甥來說，比較好入口。

小外甥原本吃得很高興，但當他發現我們把他的小番茄對切後，馬上變臉，嚎啕大哭。

雖然一樣是小番茄，但他就是要完整的小番茄，不要切半的小番茄。

看著小外甥，我突然覺得，或許父母的固執和小孩子的某些堅持是一樣的道理。

先撇開父母固執是因為失智症與憂鬱症的緣故，**當父母的健康受到影響時，他們的心中或許是感到失落，於是選擇用鴕鳥的心態來面對疾病，或許他們害怕治療，或許擔心藥物的副作用，或許害怕改變，或許怕家人擔心等等，於是父母選擇用「固執」的態度來掩飾以上這些心裡的想法。**

所以去**傾聽與了解父母真正的原因，才能對症下藥**，或者也可以如同以上小外甥的例子，不妨試著將父母當成小孩子般哄，或許就會有機會得知父母心裡的真正想法。

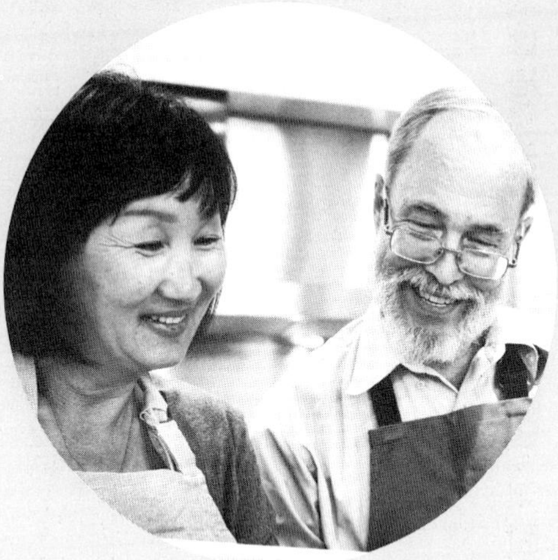

小感冒，卻造成呼吸衰竭

——建議六十五歲的長輩注射流感疫苗，因肺炎已躍升台灣十大死因第四名

明明家人看起來並不嚴重，感覺只是小感冒而已，但才短短的時間，卻已送入加護病房。

「這是一名七十五歲的男性病人，因為咳嗽、發燒、左下葉肺炎、呼吸衰竭，昨天晚上被送來加護病房。」伴隨著呼吸器規律的打氣聲，住院醫師正在描述吳先生的病情。

除了名字與性別不一樣，我們每天查房都會遇到像吳先生這樣的病人。尤其當時序進入秋冬，也是我們最忙碌的季節。在值班時，只要電話響起，話筒另一端傳來的，通常又是另一個吳先生剛剛住院的消息，需要我們立即起床去查看。

其實，面對這樣的情況，通常病人的家屬都感到大大的困惑與不解，因為明明家人看起來並不嚴重，感覺只是小感冒而已，但才短短的時間，卻已送入加護病房。

肺炎躍升台灣十大死因第四名

為什麼一個小感冒會變成「肺炎」，或是「呼吸衰竭」，最後還需要送入加護病房？這是因為**上了年紀的病人在罹患肺炎後，初期的症狀可能只有咳嗽、疲倦或感到全身無力，感覺與一般的小感冒沒有差別，所以他們會認為只要休息一下就會沒事，也往往不會想要去醫院求診。**

但是，由於年長者的抵抗力通常比較差，再加上**有些長輩或許本身還有其他疾病，例如糖尿病或是慢性腎臟病，一旦感染到流行性感冒或肺炎，就會讓疾病發作的情況更加劇烈**，有時甚至會合併敗血性休克、呼吸衰竭，或是多重器官衰竭。

也因為這樣，依據衛福部最新公告，**肺炎已經躍升為台灣十大死因的第四名，甚至高於糖尿病及高血壓**，對於這樣的情況，我們可以做些什麼，防患於未然？

六十五歲以上的長輩，建議施打兩種疫苗

對於會造成老年人感染肺炎的流行性感冒或肺炎雙球菌，目前我們可以藉由「事先」的疫苗接種，讓長輩們「被動」的獲得足夠的抵抗力。

就這兩種致病原所引起的肺炎來說，它們都是好發在秋、冬兩季，所以每年的十一月到隔年的二月，也是這兩種病菌最活躍的旺季。

目前的研究認為疫苗接種對於減少肺炎，或肺炎所引起的併發症與死亡率都相當有效。

另外，對於減少肺炎的再住院率與長期照顧患者的花費上，疫苗的使用也有大大的幫助。**若以ＣＰ值而言，年長者接受預防性的疫苗接種，是一項相當值得的投資。**

容易波及身體其他器官

除此之外，肺炎雙球菌（Streptococcus pneumoniae，又稱肺炎鏈球菌）除了會誘發細菌性肺炎與敗血症外，還會引起與肺不相關的疾病，例如中耳炎、鼻竇炎、蜂窩性組織炎、關節炎與腦膜炎等，所以肺炎雙球菌會感染身體很多器官，是一個需要特別留心的致病原。

造成流感的流行性感冒病毒（Influenza Virus），除了有可能誘發肺炎與呼吸衰竭，也可能會引起結膜炎、鼻竇炎、咽喉炎、支氣管炎、腦炎與心肌炎，所以身體很多器官都可能會受到波及。

另外，有可能一開始是由病毒所感染的疾病，到最後會併發細菌性感染，不得不慎。

【張醫師暖心提醒】

假如家中有年紀大於六十五歲的長輩，我會建議在每年的九月或十月，也就是天氣變冷前，去醫院接受流行性感冒及肺炎鏈球菌疫苗接種。

接種疫苗，顧肺又顧心

之前在台灣進行的研究，甚至認為**流行性感冒疫苗的接種，除了能預防肺炎，也可以讓本身就有慢性肺病的患者減少罹患心臟病的風險**，所以能降低急性心肌梗塞的發生，因此接種疫苗可以「顧肺又顧心」。

雖然很多人都知道接種疫苗的好處，但有趣的是，在華人的觀念裡，有些人心裡還是相當排斥接種疫苗。最主要是他們怕疫苗本身會有副作用，或引起其他的併發症，所以寧可抱著多一事不如少一事的心態。

有一項在國外做的研究，也可以看出這種微妙的心態。之前在芝加哥華人區域所做的研究發現，年紀大的華人主動去醫院接種肺炎雙球菌疫苗的比例，與白人相比，還是相當低的，但其實長輩們可以放心，因為接種疫苗主要是讓長輩獲得足夠的抵抗力，這對於長輩的身體來說，是最重要的。

免疫力差的病人，也建議接種疫苗

哪些長輩是罹患肺炎的高危險群，需要接種疫苗？除了之前提到年齡超過六十五歲、糖尿病與慢性腎臟病的病人外，還有哪些情況比較容易遭受感染，並且引發肺炎？

就流行性感冒而言，假如曾經罹患冠狀動脈疾病、心臟衰竭、慢性支氣管炎、氣喘、肺氣腫、支氣管擴張症、肺結核、塵肺病、中風、癌症或長期居住在安養院，這些都被歸類為流行性感冒的高危險群。假如家中的長輩們有這些情況，最好「每年」都注射最新的流行性感冒疫苗。

至於肺炎雙球菌，除了本身有心臟或肺臟的疾病是屬於高風險的族群外，還要特別注意「免疫反應低下」的病人，例如癌症或曾經開刀，切除脾臟的病患，他們也是需要接種肺炎雙球菌疫苗的對象。

施打疫苗雖然有很多好處，但並不是每個長輩都適合接種疫苗，例如曾經施打疫苗後有嚴重過敏反應，或是對多醣體、雞蛋會過敏的人，都不適合接種疫苗。

兩種疫苗可以同時接種

在施打疫苗時，可以兩種疫苗同時施打嗎？在回答這個問題之前，我們要先知道一個觀念，就是「假如感染流行性感冒後，再併發肺炎雙球菌感染，病情會更加嚴重」。

因此為了避免這種情況發生，**一般來說，流行性感冒疫苗與肺炎雙球菌疫苗這兩種疫苗可以同時接種**。但是由於肺炎雙球菌疫苗在接種後，可以維持四至五年的保護效果，所以不需要像流行性感冒疫苗一樣，每年都需要施打一次。

如果在接種疫苗後，有輕微的發燒或在注射處出現紅、熱、腫、痛、硬塊的情況，可以藉由冰敷，或服用消炎止痛藥，舒緩這些不適感。但如果出現高燒不退或抽搐等症狀，就要趕緊送醫治療。

除了施打疫苗外，還可以再多做些什麼，以避免肺炎的發生？前文提到，年長者通常是因為抵抗力不好，才會因為小感冒而導致肺炎的產生，因此從「源頭」來處理，除了鼓勵他們接種疫苗，獲取被動的免疫力外，還是要把他們的老本顧好，也就是**增加自體免疫力與抵抗力，就不容易感冒**。怎麼做呢？

- **運動**

我建議年長者要規律的從事運動與肌力訓練，並且**在訓練後，攝取足夠的蛋白質與奶類，以減少肌肉萎縮**。

如果有足夠的肌力，就可以防止咳痰能力的衰退，也減少被嗆到的機會。

- **戒菸**

【張醫師暖心提醒】

對於已經抽了幾十年菸的長輩來說，如果要勸他們戒菸，時常會引起家庭紛爭，所以切入的時間點很重要。可以趁他們在感冒咳不停的時候，趁機提醒戒菸這件事，因為通常一個人在身體最虛弱的時候，比較聽得進別人的勸告。

對於有抽菸習慣的長者，還是要盡早戒菸，這是因為**肺炎通常都是好發在原先就存在有心臟或肺臟疾病的人身上**。

但是對於抽菸抽了幾十年的人來說，要他們自己主動戒菸，通常是不可能的事。要他們戒菸簡直是要他們的命，所以**當長輩同意戒菸時，趕緊幫他們預約家庭醫學科的戒菸門診**。讓醫生來幫他們，戒菸才比較容易成功。

・進食

有些長輩因為裝有活動假牙或咀嚼能力退化，特別偏好軟質的食物，例如稀飯，但是在熬煮稀飯時，要注意稀飯不能煮得太稀。這是因為**太稀的稀飯，很容易在進食的時候嗆到，要是吸進肺部，就很容易引起吸入性肺炎**。

・拍痰器

在長輩們感冒時，要是他們的咳痰能力不好，可以使用拍痰器，幫他們把痰液咳出來，而且**定時的幫他們拍痰**，除了可以減少濃痰蓄積在呼吸道外，也**可以減少肺炎的發生**。

輕微跌倒，卻併發心臟衰竭

——讓人一病不起的骨質疏鬆

年長者即使是很輕微的跌倒，都可能產生很嚴重的併發症，如骨折、心房顫動、心肌梗塞、心臟衰竭、腦出血、肺炎、呼吸衰竭，不可不慎。

黃先生與黃太太是我門診的老病人，他們夫妻倆住在外縣市，但是每次只要回診時間一到，他們一定會準時報到。有幾次，我問他們怎麼來醫院，黃先生說是他自己開車，由於黃先生已經八十多歲了，所以我勸他還是搭公共運輸工具，畢竟八十多歲了還開車，實在是有些危險。

後來有一次門診，我發現黃太太走路一跛一跛，我問她發生什麼事情。

黃太太嘆了一口氣，說：「就前幾個月出車禍，骨折了，腳腫一大包，不過開完刀已經好多了。只是骨折後這兩個禮拜過得很辛苦，連下床都不行，整天躺在床上，簡直悶壞了。」

黃先生說：「因為出了這次車禍，我現在都不敢開車了，今天也是兒子開車帶我們來。」

黃太太接下來說：「手術後，醫師幫我安排骨密度檢查與脊椎骨攝影，發現我除了有骨質疏鬆外，脊椎骨還有壓扁與變形的狀況。後來醫師幫我施打骨水泥，並且交代我還要繼續做復健。」

有骨質疏鬆症，才會「一碰就斷」

像黃先生與黃太太這樣高齡的長者，我們都會擔心他們意外跌倒，或遭受碰撞而骨折。通常年長者會骨折，除了外力的撞擊，最主要，還是因為他們本身都有骨質疏鬆症，才會「一碰就斷」。

另外，身體的肌肉會隨著年紀變大而逐漸萎縮，導致肌力的衰退，這種情況，我們稱為肌肉耗損（Sarcopenia）。由於**肌肉耗損會降低年長者的平衡能力**，所以他們在站立或行走時，也常常會因為下肢肌肉無力而跌倒。

三、四十歲時，骨質開始流失

骨質疏鬆症的英文為Osteoporosis，其中osteo是骨頭的意思，而porosis則是孔洞的意思，因此Osteoporosis就字面上而言，就是骨頭裡有很多孔洞，骨頭就會變得脆脆的，實質的支撐力就被減弱了，於是骨頭就很容易在彎腰提重物，或是在外力的撞擊下折斷了，所以**骨質疏鬆症會讓骨折的風險增加**。

身體的骨骼有百分之八十是由骨皮質（Bone Cortex）與骨內質（Bone Endocortex）構成，剩下的百分之二十是由骨小樑（Bone Trabeculae）組成。當身體要產生新的骨骼時，會先把舊的骨骼破壞，然後再由造骨細胞生成新的骨頭，填補原先破壞掉的空隙。

但是**當我們三、四十歲時**，身體造骨細胞的活性就會開始走下坡，這時**骨頭的再生能力就會遠低於骨頭被破壞的速度**，也就是骨質的流失量會比骨質的生成量還要來得多，骨密度也會因此變低。

久而久之，骨皮質與骨內質不但會變得越來越薄，骨小梁也會變得更少。一旦當骨質流失到只剩正常值的一半時，只要跌倒，就很容易發生骨折。

停經後的女性，是骨質疏鬆的好發族群

骨質疏鬆是一個先天上男女不平等的疾病，由於男性的骨本本來就比女性的骨本來

得多，所以女性比較吃虧，比較容易發生骨質疏鬆。

特別是停經後的女性，更是屬於骨質疏鬆的好發族群。這是因為停經前，女性荷爾蒙可以抑制骨骼中鈣離子流失的速度，但是在停經後或是有接受卵巢手術，女性荷爾蒙的分泌量就會減少，就會增加骨質疏鬆的危險性。除此之外，有甲狀腺、副甲狀腺、腎上腺等內分泌的疾病，也會造成骨質疏鬆。

就生活習慣而言，**喜歡高鹽飲食、抽菸、喝酒的人，都很容易發生骨質疏鬆**。而活動量不足、久病臥床，或是在辦公室工作的族群，因為**運動量不足，骨骼缺乏負重的刺激，也會加速鈣質流失的速度**。

其他，例如電台熱賣的中草藥或是保健食品，常常含有俗稱美國仙丹的類固醇，類固醇這類藥物在使用上假如沒有注意適應症與用量，也會淪為骨質疏鬆症的幫兇之一。

身高變矮，可能是骨質疏鬆

一般而言，**骨質疏鬆在初期時，並不會有特別的症狀**，大部分都是在提重物或是跌倒發生骨折後，患者才會注意到。

但是有些人從外表還是可以發現到一些徵象，例如**身高變矮，走路會彎腰駝背，沒有辦法挺起胸來，或**

【張醫師暖心提醒】

如果覺得腰痛與背痛，別一開始就以為是骨質疏鬆而擔心不已，因為也有可能是椎間盤突出，或坐姿不良所引起，先就診，才能正確診斷是何種疾病。

脊柱側彎與關節變形，然後合併有持續性的背痛與腰痛，如果有這些徵兆，就要特別小心。

骨折的後遺症，會持續好幾年

老年人在跌倒時，會反射性的用手去支撐身體，這時手部的腕骨與前臂的橈骨就有可能會發生骨折。

而且跌倒也很容易引起大腿的髖關節、骨盆，或是大腿骨受傷而動彈不得。另外，在彎腰提重物，甚至是滑倒時，胸椎與腰椎也會承受很大的衝擊力，如果再加上骨質疏鬆所造成的脊椎骨變形，這時就很容易發生「脊椎壓迫性骨折」。

通常在跌倒所產生的骨折中，有百分之二十會與脊椎骨的骨折有關，而有百分之八十是屬於非脊椎骨的骨折。

由於年長者常常會有身體其他方面的疾病，所以發生骨折後，有時沒有辦法用開刀處理，這時骨折就會對身體的健康產生很高的風險。

以「髖關節骨折」來說，男性髖關節骨折的發生率大約是女性的二點二倍，而且年紀越大，發生髖關節骨折的機會越高。發生髖關節骨折後，如果能夠越早開刀，身體復原的情況會越好，但是假如因為心肺功能不佳，不能開刀，後續發生併發症的機會也會變高。

在這種情況下，患者除了日常生活會受影響，也因為沒有辦法自己翻身，容易併發褥瘡、肺栓塞、肺擴張不全、肺炎與泌尿道的感染，存活率也會降低。

之前的研究，發現在發生髖關節骨折一年後，五十歲以上的男性死亡率是同年齡男性死亡率的四點六倍，而女性則是二點八倍。

另外，值得注意的是，骨折後所併發的後遺症，甚至會持續到骨折後好幾年。例如**髖關節骨折仍然會影響病人在十二年後的死亡率，而且男性在發生髖關節骨折後的死亡率，無論在任何年齡層都比女性來得高**。所以**年長的男性是禁不起跌的**，在生活上要更加小心。

提早存骨本

在了解骨質疏鬆與骨折的關係後，我們可以先為家中的長輩找骨科醫師諮詢，看看目前的「骨本」還剩多少。

有些醫師會幫患者安排抽血、骨質密度檢查（Bone Mineral Density，BMD）或骨質超音波檢查。在了解骨本還剩下多少後，假如有不足的情況，就要趕緊存骨本。

所以**檢查骨本這件事可以提早在三、四十歲就去做**，而且骨質超音波檢查沒有放射線的疑慮，甚至孕婦也可以很安心的接受檢查。如果發現骨本不足，就可以早早開始存骨本。

運動可以增加骨本

要怎麼存骨本？我們可以在飲食中多多補充奶類製品（牛奶、優格或乳酪）、小魚乾、豆腐、鈣質與維生素D。另外，由於食鹽中的鈉會增加鈣質的流失，所以要減少過鹹的食物。而在生活習慣上，也要戒掉抽菸與喝酒，因為這些習慣都會減少鈣質的吸收。

運動會增加骨密度，並且可以訓練肌肉的協調性與平衡感，所以可以從事慢跑、打球、跳舞、游泳、騎單車，或是舉重等運動來增加骨本。

對於沒有運動習慣的人，或許可以先選一個自己比較不排斥的運動，並且與朋友結伴同行。假如情況許可，也可以與教練約好固定運動的時間。比起一個人單獨去運動，**找個運動伴或是請教練指導，比較能夠維持長期運動的習慣**。

長輩慎防跌倒

家中的長輩們在上下樓梯時，要特別小心他們會不會跌倒，雖然「高處跌倒」只占全部跌倒的百分之十四，但是高處跌倒常常會需要住院治療，而且住院的時間也會比較長，後續引發的併發症與死亡率都很高。

【張醫師暖心提醒】

女性在年紀增長後比男性更容易缺乏維生素D，而維生素D的缺乏，會引起副甲狀腺機能亢進，加速骨質的流失，所以維生素D的補充對於年長女性來說是很重要的！

研究發現**年長者即使是很輕微的跌倒，都有可能會產生很嚴重的併發症**，特別是跌倒後所發生的骨折、心房顫動、心肌梗塞、心臟衰竭、腦出血、肺炎、呼吸衰竭等併發症，都有可能會讓人一病不起。

年長的高血壓患者，別在睡前吃利尿劑

另一個與跌倒、骨折有關的是「夜間頻尿」。什麼是夜間頻尿？夜間頻尿就是晚上起床上廁所的次數超過兩次。**有夜間頻尿的人發生骨折的機會是一般人的兩倍**。

有些人因為有高血壓的問題，而需要服用利尿劑來控制血壓，這時，就要注意**「不要」在睡前服用利尿劑，以減少夜尿發生的次數**，並且在浴室使用扶手與止滑墊，然後保持廁所的地面乾爽，這樣就可以減少夜間頻尿，或上廁所時發生跌倒的情形。

嚴重的退化性關節炎，無法下床

——退化性關節炎不僅是膝蓋痛而已

運動除了增加關節液流動，也能增強膝關節的負荷能力，所以不要怕關節痛，而不敢運動。

王老太太是我門診的老病人，但是有一陣子沒有看到她了。在她消失一陣時間後，有一天，在她兒子陪伴下，她又在門診出現了。

我問她這段期間過得怎麼樣。王老太太笑笑的說：「因為最近走完路，有時都會覺得膝蓋痛，再加上之前天氣冷，所以就更不想出門。我都讓兒子拿之前的處方箋，到住家附近的診所拿藥。」

她兒子接著說：「我媽媽很固執。我們要帶她去看骨科，她不要，情願整天待在家裡看電視。連給她枴杖，要帶她出門，她也不要。」

王老太太說：「我膝蓋痛是老毛病，不要緊的，只是天氣冷的時候，會比較嚴重一點。不用去看骨科了，而且拿著枴杖走路，礙手礙腳的，我不喜歡。」

腳不對，全身都不對

膝關節是人體最大的關節，退化性膝關節炎是一個常常發生在年長者身上的疾病。通常症狀有膝關節疼痛、腫脹、僵硬與活動不靈活。

這個看似自然老化的疾病，卻會造成很多年長者行動不方便，直接影響他們的日常活動，連帶的，也讓他們很多事情都沒有辦法做，一如王老太太所說，「腳不對，全身都不對！」

在人體的膝關節裡，骨骼的末端會覆蓋一層光滑的軟骨組織，這個軟骨層富含水分與膠原纖維。我們可以把軟骨組織想像成是一個緩衝墊，這個墊子除了可以減少骨骼在運動時所產生的摩擦力，讓關節滑順的活動外，也可以吸收震動，以減少運動所帶來的衝擊力。

在日常生活中，我們每天都會耗損一些軟骨基質，但是我們的軟骨細胞也會製造出新的軟骨基質來補充。但是**當年齡增長，軟骨細胞製造的速度也會減緩，也就沒有辦法製造出足夠的軟骨基質，彌補所耗損掉的部分**。這時，軟骨層就會變得越來越薄。

而退化性膝關節炎是因為軟骨表面在長期磨損後變得粗糙不平，並且造成軟骨的破裂與發炎，假如再加上具有潤滑功能的關節液變少，這時患者在活動時，軟骨下面的骨骼就會相互摩擦，導致疼痛感的產生。嚴重者，甚至會有關節腫脹、變形與活動範圍減小的情況發生。

五十歲後，症狀會更明顯

退化性膝關節炎是一個慢慢變差的疾病，病兆一開始並不明顯，但是隨著年齡增長，症狀會變得越來越嚴重，通常在五十歲以後，病人的臨床症狀會變得很明顯。此外，**退化性膝關節炎比較常發生在女性身上，症狀也會比較嚴重**。其他例如關節曾經受過傷、體重過重、不適當的運動與姿勢，甚至是遺傳，都可能會引起退化性膝關節炎。

嚴重者，無法下床

通常病人一開始會覺得膝關節痠痛，而這種疼痛感會在走路、上下樓梯、爬山、跑步後特別明顯。有些患者會覺得關節附近的肌肉變得特別緊繃，而且除了關節疼痛外，也會有一種無力感，關節沒有辦法做大範圍的活動。

等到退化性膝關節炎變得更嚴重時，病人即使從事輕微的活動，也會覺得膝關節疼痛，到最後，甚至沒有辦法下床，或者連從馬桶起身，都會感到困難，也就是蹲得下去，但爬不起來。

另外，當退化性膝關節炎發生在膝關節的內側時，會造成膝關節內彎與O型腿的產生。

而當磨損的地方，是發生在膝關節的外側時，就會讓關節外翻，變成八字腿，這些關節的變形，都會讓病人在走路時，感到更加困難。

由於退化性膝關節炎會讓人感到疼痛與行動不便，目前也發現這類病人常常會有憂鬱症的情況產生，因為疼痛與生活上的不便，都是造成憂鬱症發生的主要原因。

面對這樣的病人，**家屬的陪伴與支持很重要，家屬必須要能夠體諒患者的不便**。如果可以，**在家中的浴廁安裝扶手**，讓他們從馬桶起身時，能夠變得容易一點。有時，也需要**更改，並且移動他們的生活空間**，或**盡量減少上、下樓梯的動作，來減少可能發生的跌倒**。

由於退化性膝關節炎是一個慢慢變嚴重的疾病，嚴重的退化性膝關節炎到最後往往會需要骨科醫師施行關節鏡檢查，或人工膝關節置換術（Total Knee Arthroplasty，TKA）。

雖然手術有一定的風險，而且家屬在術後的照顧上也有一定的困難度，但是必要時，在年長者的身上，還是會進行這類型的手術，而且大多數的患者在手術後復原的情況都不錯，特別是在老年人身上，術後改善的幅度會更加明顯。

但為了避免最後走上開刀一途，要是家中長輩有這方面的困擾，可以先參考以下的做法，舒緩他們的症狀，延遲疾病的進程。

• 減重

一開始，可以先從減重著手。**將體重減下來，馬上就可以降低膝關節所承受的負擔，也可以減緩關節炎持續惡化**。

• 運動

運動除了可以增加關節液的流動，也可以增強膝關節的負荷能力，所以**不要因為怕關節痛，而不敢運動**。可以藉由藥物或非藥物的治療，舒緩關節的不適感後，盡早從事適合的運動。

假如因為怕痛而不去運動，那麼，會讓腿部的肌肉萎縮，膝關節變得更加的僵硬，病情會更加惡化。

至於運動，可以**選擇游泳**、**騎自行車**，**或是健身房裡的太空漫步機**，**這些運動都不會對膝關節造成很大負擔**。盡量減少跑步、羽毛球、籃球、網球、排球，這些需要彈跳，或是對膝關節衝擊比較大的運動。

• **減少蹲或跪的動作**

在日常活動上，請盡量減少蹲或跪的動作，因為蹲與跪會對膝關節造成很大的壓力。

另外，**在睡覺時，也可以在膝窩後面放個小枕頭，來做「持續伸膝」的動作**。伸膝動作可以減緩股骨和膝蓋骨之間的壓迫力，也可以讓膝關節在睡覺時獲得充分的休息。

• **保暖**

通常退化性膝關節炎在天氣冷的時候，症狀會變得比較明顯，所以要留意膝關節的保暖。

外出行走時就可以使用護具，來保護膝關節。必要時，也可以使用枴杖，以減緩膝關節的負擔。

• **飲食**

假如年長者同時有高尿酸與痛風的問題時，在飲食方面，要特別注意尿酸的控制。這是因為假如尿酸結晶沉積在關節內，這些結晶就會去刮磨關節內的軟骨，讓軟骨的耗損更加嚴重，這也會惡化退化性膝關節炎的症狀。

‧藥物治療

在退化性膝關節炎的治療上，除了可以服用醫師所開立的處方來控制疼痛外，也可以塗抹外用藥膏舒緩疼痛。

目前已經證實外用的NSAIDs（Non-Steroidal Anti-Inflammatory Drugs，消炎止痛藥，非類固醇類）類藥膏，對於減輕退化性膝關節炎的疼痛，可以達到與口服藥物一樣良好的效果。這類型的外用藥膏，除了可以減少肝、腎的負擔外，在使用上也很安全與方便。

‧復健

可以請復健科醫師安排一些療程，替股四頭肌進行訓練。**股四頭肌的訓練對於退化性膝關節炎的治療很重要**。

這樣的訓練，除了可以增加肌力與耐力，也可以維持肌腱、韌帶與關節囊的穩定性。

另外，有些復健治療會再加入熱療、紅外線燈、超音波，或電療（Transcutaneous Electrica Nerve

【張醫師暖心提醒】

目前市面上的葡萄糖胺製品，商品名常常會有「骨」字，讓人以為可以治療骨質疏鬆症，但這是錯誤的。

葡萄糖胺只是提供軟骨細胞製造軟骨基所需要的原料，但是年紀越大，軟骨細胞的製造功能也會退化，所以就算有原料，工廠罷工，還是無法有產品生產出來。

Stimulation，TENS），讓膝蓋附近的肌肉放鬆，並且增加血液循環，這些療程都可以舒緩患者的症狀。

・葡萄糖胺與玻尿酸

一般市售的葡萄糖胺製品對有些病人來說，的確可以達到軟骨修復與症狀改善的功能，而玻尿酸製劑則是常被用來補充減少的關節液，除了可以潤滑膝關節的軟骨外，也可以減少軟骨的磨損與退化。

通常患者在注射玻尿酸後，症狀都會有明顯的改善，關節的活動度也會增加。不過必須特別提醒，有些葡萄糖胺製品含有大量的鈉鹽、糖精與防腐劑，所以**過量的攝取葡萄糖胺，除了會造成肝、腎功能的負擔，也會造成血壓不穩定與心臟衰竭的惡化。**

再加上葡萄糖胺在消化後會分解成葡萄糖與胺基酸，所以對於糖尿病的患者，在使用上也要格外小心。

這麼多種癌症，都與肥胖有關

——肥胖引發的問題，超過我們想像

肥胖對於老年人的影響非常大，不只是日常生活與行動力，連失智症都與肥胖有關。

「張醫師，你可以過來幫忙一下嗎？」護理師一看到我，就叫住我。

「怎麼了？」

「那一床正在打中央靜脈導管，但是打很久了。你要不要過去看一下？」

我靠近一看，原來是一名老婦人，因為敗血性休克所以需要中央靜脈導管來給升壓劑，但是由於病人胖胖的，所以不只中央靜脈導管難打，連手腳的靜脈留置針，甚至是動脈導管，都很難打。

我只看到一群人圍著老婦人團團轉，就只為了要幫她打針。而家屬也在加護病房外等著要見病人，因為等很久了，所以一直按對講機：「好了嗎？可以進去看了嗎？」後來輪到我接手，但是病人實在太胖了，就算整根針全部沒入病人的皮膚內，還是碰不到血管。老婦人的血管深深的埋在厚厚的脂肪下面，被好好的保護著，果然是一個高難度的病人。

在醫院裡，肥胖的病人往往是加護病房的常客，很多急性心肌梗塞、腦中風、高血糖的病人都是肥肥胖胖的。他們不只血管難打，肥肥短短的脖子也很難插管（氣管內插管），所以在急救的時候，這些肥胖的病人也是插管困難的病人（從口插入氣管內插管，再外接呼吸器，以幫助呼吸衰竭的病人呼吸）。

所以，**肥胖的病人不只容易生大病，在急救時，他們也是屬於困難急救的病人**。

年紀越大，身材也容易走樣

肥胖除了容易引起心臟病、高血壓與糖尿病外，也與高血脂、腦中風、脂肪肝、膝關節退化、睡眠呼吸中止症、多囊性卵巢，以及癌症，如大腸癌、胰臟癌、膽囊癌、攝護腺癌、乳癌，或子宮癌的發生有密切關係，有些研究甚至發現肥胖也與失智症有關。

以心臟科常看到的病人，如冠狀動脈疾病、高血壓或糖尿病的病人，這些病人十個中，通常八個都有大大的啤酒肚。特別是年紀越大，身材也越容易走樣。

長輩們容易發生肥胖，除了少數是因為內分泌系統的疾病或藥物所引起，大部分都是因為代謝機能變慢，再加上攝取過多的熱量。所以家中的長輩們如果身材也是屬於中廣型，就需要留意他們的飲食與生活型態。

長輩過重了嗎？

長輩們的體重多少才是標準？首先，要先知道他們的BMI（Body Mass Index）。BMI的計算方式是將體重（以公斤為單位）除以身高（以公尺為單位）的平方。假如身高是一百七十公分，體重是六十公斤，BMI等於二十點七六 kg/m^2。

一般而言，我們希望BMI維持在十八點五～二十四點九 kg/m^2 範圍內。假如BMI是二十五至二十九點九 kg/m^2，就是過重，該減肥，若是大於或等於三十 kg/m^2，就可以稱作肥胖。另外，我們也可以參考腰圍的大小，**通常男性的腰圍最好控制在九十公分以下，女性腰圍則是八十公分以下**。

除了BMI與腰圍，健檢中心與健身房也有專門量測皮下脂肪的儀器，可以計算出內臟脂肪的多寡與體脂率，這些數值都可以更精準的顯示肥胖程度。

年長的女性比男性容易發胖

男性比較容易胖，還是女性比較容易肥胖？答案是隨年齡不同而有差別。年紀輕時，男性發生肥胖的機會遠大於女性，男性是百分之二十五點四，女性百分之十三點六。

這是因為年輕男性在飲食中偏向攝取大量的熱量，而女性則是喜好富含鈣質、鐵質與維生素A的食物。

但這並不表示女性不會發胖。通常女性出現暴飲暴食的發生率大約是百分之零點八～二點三。除此之外，女性也可能因為壓力或懷孕關係，突然改變飲食習慣，然後體重直線上升，一去不復返。

而年長的女性則是比男性容易發胖，這是因為**她們體內的脂肪在年紀變大後會變多，再加上活動量相對比男性來得少**，所以女性在年齡增加後，很容易變胖。

變胖後，她們常常會覺得全身沒有力氣，做什麼事都提不起勁，所以年長的女性除了容易失眠外，又多了一個需要被好好呵護的理由。所以對年紀大的女性來說，維持標準的體重就變得格外重要。

肌肉耗損在六十五歲後較為明顯

相對於年輕人，老年人的肌肉組織會減少，脂肪組織會增加。在醫學上，我們使用「肌肉耗損」（Sarcopenia）形容這種狀態。一般而言，肌肉耗損在六十五歲後變得比較明顯。

另外，在年紀變大後，由於新陳代謝率降低。**如果年長者此時在飲食上沒有補充足夠的蛋白質，肌肉耗損會更嚴重**，然後就會透過脂肪組織的增生，來遞補那些少掉的空間，導致肥胖的產生。

這樣會有什麼問題呢？年長者的肌肉耗損，除了減少他們的活動力外，也會減緩他們行走的速度，甚至身體平衡也會受到影響。所以年長者很容易跌倒，而且也禁不起跌倒。因為通常年長者在跌倒後，會發生很多併發症，甚至往後的日子只能靠別人打理，大大降低生活上的獨立性。

目前發現肌肉耗損會導致肥胖的產生，並且減緩年長者行走的速度，而老年人的行走速度，連帶也會影響大腦萎縮的程度。

一個人的行走速度越快，腦部的灰質與白質越不會萎縮。間接來說，**一個老年人的行走速度也會影響他的記憶力與認知能力，而這些都與失智症的產生有關。**

之前對於ＢＭＩ的研究發現，ＢＭＩ與認知能力有關。**當ＢＭＩ越高，身體越胖、越重的人，認知能力也會下降**，特別是肥胖又合併有代謝性疾病，例如高血脂、高血壓或高血糖的人，這些人在年老時，特別容易有失智與認知障礙的問題。

因此，肌肉耗損與肥胖對於老年人的影響非常大，不只是日常生活與行動力，連記憶力衰退、失智症都與肥胖有關。

肥胖會增加年長者的死亡率

研究發現肥胖會增加年長者的死亡率。對於高年齡的族群來說，肥胖與死亡率有密切的關聯性，這是因為肥胖的老年人很容易引發心臟病、高血壓與糖尿病，所以很容易因為這些疾病所帶來的併發症而影響壽命。所以年長者要特別注意肌肉耗損與肥胖所帶來的問題。

為了避免年老時發生肌肉耗損，**年輕時，就要養成運動的習慣，增加肌肉量、減肥，並且維持正常的ＢＭＩ**。這些事情越早做，效果越好。年老時，發生肌肉耗損的程度也會越小。

減肥不吃，小心罹患膽結石

肥胖對長輩們造成的傷害其實很大，但是要怎麼減肥呢？通常一般人想要開始減重，最常想到的方法是減少飲食，也就是飢餓療法。這種方法需要強大的意志力。但大多數人只試過一兩天，餓到昏頭後就會放棄。有時還會因為之前餓過頭，最後以猛吃結尾，反而吃進了更多食物。

另外，如果**採用飢餓療法，很容易因為每餐進食的時間相隔太久，而發生膽結石**。例如，有些人為了減肥，所以早餐沒有吃，但是膽囊內的膽汁經過一個晚上已經累積到某個程度了，這時儲存在膽囊內的膽汁如果沒有排到小腸，就很容易結晶並且形成膽結石。

所以雖然要減重，但是三餐還是要定時、定量，早餐一定要吃，才能避免想要減重，但卻罹患膽結石，得不償失。

而且，挨餓通常會降低新陳代謝率，此時身體所消耗的能量通常會來自肌肉組織，因為身體是處在飢餓的狀態下，所以身體會主動把下一餐的熱量轉成脂肪組織儲存下來，當作存糧來過冬。

因此要減重，我不建議採取飢餓療法。**飢餓療法只會消耗身體的肌肉量，讓身體「油花」的分布更均勻**，反而更難瘦。

清宿便，只是減去身體水分

目前坊間有一些減肥食品，標榜可以排宿便減肥，但是仔細想一想，即使吃了這些東西，真的把宿便清掉了，體重減輕幾百克，但是除非接下來都不吃不喝，因為只要還是進食，宿便一樣會產生，這樣，體重不就又回來了？

而標榜可以消水腫的紅豆水或薏仁水，也是同樣的道理。你可以把身體的脂肪組織想像成是一塊浸濕的海綿，當我們把海綿擰乾後，海綿的重量雖然會減輕，但當我們把乾掉的海綿放入水裡，海綿又會重新把失去的水分再吸收回來，所以服用消水腫的藥物或食物，身體只是會暫時失去一些水而已，減少的只是水分，而不是脂肪組織。只要一補充水分，體重會立刻跑回來，而造成身體肥胖的脂肪組織還是一樣存在體內，並沒有減少。

所以使用排宿便或消水腫的方法，並不能真正的減肥。體重減減增增，但是當一段時間過去，會發現自己還是與以前一樣，並沒有瘦下來。這時，反而會失去當初想要減重的目標與毅力。哀莫大於心死，最後乾脆直接放棄。

因此，**如果真的想要減肥，就要選擇正確的方式，減掉體內的脂肪組織**，減重效果才會真正有效且持久。

所以要怎麼減肥呢？要**靠飲食與運動兩項一起進行，才會有明顯的成效**。由於多餘的熱量在體內會累積起來，並且形成脂肪儲存，所以要減重就要在飲食上降低熱量的攝取，並且透過運動增加熱量的消耗。兩者相乘，才能達到持久又穩定的減重成果。

驚！含糖飲料等於開胃飲料

一開始減重時，只要每天減少大約五百大卡的攝取熱量，一個月差不多就可以減掉約兩公斤的體重，所以可以從每餐減少幾口飯、細嚼慢嚥，並且在飢餓時攝取高纖、低熱量的蔬菜，以增加飽足感。蔬菜的烹調方式最好是川燙，如果是生菜沙拉，可以用油醋醬取代沙拉醬。

在食物的選擇上，首先要戒掉的是沒有飽足感，又容易加速肥胖的含糖飲料。**喝完含糖飲料後，會刺激胰島素的分泌，會有開胃的效果**，就會讓你想要吃下更多的食物。但若是能將含糖飲料的卡路里，換成具有飽足感的

【張醫師暖心提醒】

藉由運動減重時，一開始雖然會消耗熱量，也會減少脂肪組織，但是因為肌肉組織也會同時增長，所以一開始的體重並不會有很大的變化，但是在這時候，千萬不要灰心。

比起排宿便與消水腫，馬上就可以看到幾百公克的變化，運動初期看不到體重變化，但只要持續運動兩至三個月，肌肉組織會越長越多，消耗的脂肪也會大為增加，這時，就可以明顯感受到褲子變鬆，體重與體脂率下降的感覺。

食物，就可以讓你減肥時，不用再節食與挨餓。

甜甜圈、啤酒是減肥大忌

要避免太油、太甜，以及油炸類的食物，具備這三種特點於一身的食物就是甜甜圈。所以每次病人問我減肥時，什麼食物不能吃。我都會請他們記住甜甜圈。

只要具備類似甜甜圈特點的食物，盡量少碰為妙。另外，也要避免西式濃湯與中式勾芡類食物。濃湯在烹煮的過程中，需要加入大量的奶油與麵粉，才能維持濃郁的口感與香味，而勾芡類食物則是含有大量的油脂與澱粉。這兩種食物的熱量都很高，如果可以，盡量少吃。至於**啤酒則是名副其實的「液態麵包」**。只要一直喝啤酒，圓圓鼓鼓的啤酒肚是絕對不會消的。

年長者，必須多攝取蛋白質食物

在減肥時，可以增加的食物是蛋白質，而且**蛋白質的攝取，對於年長者又特別重要，因為蛋白質可以幫忙他們維持正常的肌肉含量，減少肌肉的耗損**，特別是含有支鏈胺基酸的食物，對於年長者維持足夠的肌肉量是很有幫助的。這些支鏈胺基酸包含白胺酸、異白胺酸與纈胺酸。含有這些支鏈胺基酸的食物包含豆類製品，如豆漿與豆腐，以及魚類、雞肉、雞蛋、牛奶與堅果。

但是，因為**蛋白質的代謝與排除需要靠肝臟與腎臟進行，因此每天的飲水量一定要足夠**，才不會因為增加蛋白質的攝取，而造成肝、腎的負擔。如果可以，在減重的過程中，要定期檢測肝臟與腎臟的功能。

貢丸、魚丸是減肥的地雷食物

在肉類的選擇上，優先選擇的是白肉，因為白肉的熱量比紅肉少，所以可以選用家禽或海鮮，但是**肉類在烹煮與食用前，記得去除肉類的皮層**。如果要攝取紅肉，盡量選擇瘦肉的部位。加工類的肉品，例如肉鬆、漢堡、貢丸與魚丸，因為含有大量的油脂，盡量少吃。

高脂飲食減肥法，傷身又易復胖

至於坊間流行的高脂飲食減肥法，在減肥的過程中，攝取大量的脂肪，以取代澱粉類食物，但是脂肪在代謝的過程中，會產生大量的酮體，所以**採用高脂飲食減肥法，很容易造成酮酸中毒**。嚴重的，甚至會昏迷與呼吸衰竭。特別是糖尿病患者，要更加小心。

另外，這種減肥法對於肌肉組織的耗損很嚴重，並且會造成脂肪組織的增加，在減肥後，反而很容易復胖。整體而言，這種減肥法傷身又得不償失。

在碳水化合物的攝取上，我建議**選用高纖的穀物取代白飯**，而全麥麵包、麥片或高纖維餅乾，也是不錯的選擇。有些人因為健康或宗教的關係吃素，**吃素時，要盡量減少油炸類的素食產品**，少用芝麻醬，並且要補充足量的維生素B群、維生素D、鐵質與鈣質。

運動，增加肌肉量

在談運動之前，我們要先認識基礎代謝率（Basal Metabolic Rate，BMR）。基礎代謝率是身體每天為了維持最基本的活動所需的能量，如心跳、呼吸與神經傳導所需要的能量。

人體的基礎代謝率會與身體本身的肌肉量有關。當肌肉量越多，所需要的基礎代謝率就會更高。運動除了可以增加肌肉的耐力與強化骨骼外，運動後所增長的肌肉，也會因為基礎代謝率的提高而消耗更多的熱量。

平均每增加一公斤的肌肉，每天會多消耗約五十五至七十大卡的熱量。換句話說，當肌肉量增加時，就算每天吃進相同分量的食物，維持同

【張醫師暖心提醒】

假如長輩們要開始減肥，在減重前，必須先有一個觀念，「減重沒有速成，必須持之以恆」。每週以減零點五～一公斤的速度，減輕原來體重的百分之十至十五，或以BMI小於二十四當作減重的目標。對於嚴重肥胖的長輩來說，也就是BMI大於三十五，至少要減少十五公斤以上，才能降低慢性疾病，例如糖尿病所帶來的危害。

樣的生活作息，就算躺著不動，還是可以瘦下來。

一般而言，男性的肌肉量會比女性多，所以男性在減重的時候會比女性來得快，而女性因為身體的脂肪組成比例比較高，所以**女性如果想要健康減重，不復胖，就一定要增加身體的肌肉量**。

【張醫師暖心提醒】

有些長輩在減重時，會偏好低熱量與高蛋白的飲食，這時就要特別注意鈣質的攝取是否足夠。

一般而言，每天最少需要攝取一千mg以上的鈣質，才會有保骨本的功效。另外，也可以喝脫脂牛奶或服用鈣片補充鈣質，同時要多攝取維生素D，以及曬太陽，幫助鈣質吸收。

六十五歲之後，要加強重量訓練

在減肥時，需要同時進行兩種類型的運動，一種是消耗脂肪組織的有氧運動，另一種；則是可以增加肌肉量的肌耐力運動。

剛開始運動時，可以選擇中、低強度的有氧運動，如游泳、慢跑、快走、騎腳踏或有氧舞蹈等。每次有氧運動的時間至少要三十分鐘，每週大約三次。

二十多年前就已經證實有氧運動無論在男性或者女性身上，都可以減少體脂肪的比率，而且從事有氧運動的時間會與所消耗掉的脂肪量成正比。通常男性要減重，中度的有氧訓練是會比較有成效的。

另外，在肌力的訓練上，可以透過重量訓練，增加肌肉量。一般而言，是以能夠舉重十二次的重量，進行肌力訓練，每次重複同樣的動作八至十二次，總共做三回，並且一個禮拜進行三次的重量訓練，兩至三個月後就可以強化肌肉組織，並且增加肌肉量與基礎代謝率，進而達到減肥的效果。

不過，**對於年長者的減重運動，我會建議每次運動六十分鐘，每個禮拜做三次的有氧運動**。此外，由於六十五歲以後，肌肉耗損會變得比較明顯，所以要另外加強重量訓練，以減少肌肉耗損的程度，並且以六個月下降體重的百分之十來作為減肥的目標。

憂鬱症讓人自殺

——老年憂鬱症，常被低估，甚至沒被治療

老年人話少，不一定正常，他有可能罹患憂鬱症。

有一次加護病房來了一位七十幾歲的女病人，她因為喝農藥自殺而被送來醫院。根據之前的病歷，她曾經吃安眠藥自殺過，但是那一次很幸運的被救回來，撿回一條命。聽她兒子說這次是因為媽媽跟爸爸吵了一架後，心情就一直不好，連續好幾天都關在房間裡，也不願意出門，然後他去叫媽媽吃晚餐時，敲門都沒有回應，緊急開門後才發現媽媽已經喝農藥自殺了。

她的兒子把媽媽遺留在房間內的農藥罐子給我們看。我一看到他遞給我的瓶身，心裡暗喊不妙，這種農藥超級毒的。在我當醫生這幾年遇到喝這種農藥又可以救回來的病

患，僅有少數一兩位。

當一個人低潮，超過兩週，就可能罹患憂鬱症

我在加護病房常常看到因為自殺而送來救治的病人，每個人的背後都有不同的故事。他們會走上絕路，有些人是因為經濟，有些人是因為感情，更有些人是因為與家人的互動出現問題。儘管每個人的原因都不一樣，但是這些人大多數都有憂鬱症。

以喝農藥自殺的這位老婦人來說，她曾經有過自殺的舉動，但是在那次事件後，家人沒有陪她去精神科回診，忽略了她可能有憂鬱症的傾向，在她與丈夫吵架後也沒有察覺她的異狀，以至於造成無法挽回的遺憾。

我們知道每個人的情緒都會有高低起伏，這是正常的，但是當一個人處在低潮期太久，超過兩個禮拜，並且會因為負面情緒干擾到日常生活，甚至是工作時，那就要特別留意，有可能憂鬱症已經偷偷的找上門了。

被嚴重「忽略」的老人憂鬱症

我們在青少年時期，發生焦慮與不安的情況是比較高的，但是這種焦慮的程度會隨著年齡的增加而慢慢緩解，並且在中年的時候降至最低，但是中年過後，焦慮的程度又會隨著年齡的增長，而再度增加，所以**憂鬱症的發生與年齡的變化會呈現一條U型**。

雖然中年過後，憂鬱症發生的機率又會再次爬升，但是憂鬱症在老年人身上的實質發生率，卻常常被低估，而且有很多都沒有被治療。

大家都一直以為老年人比較容易發生的是失智症，但是與失智症比起來，憂鬱症卻更常發生在老年人身上，只是沒有被注意到而已。

另外，性別也會影響焦慮的程度，與男性相比，女性比較容易在年齡較輕的時候，就產生焦慮的情況，但是這種性別上的差異在年紀變大時就會慢慢的變少，而年輕女性發生憂鬱症的原因，有一部分是來自產後憂鬱症，特別是華人，可能是因為文化的因素，華人的產後憂鬱症在診斷上常常被低估。

造成產後憂鬱症的原因，如超過三十二歲才懷孕的高齡懷孕、環境壓力、基因上的變異，以及荷爾蒙的影響，這些都可能造成產後憂鬱症。

當老年人刻意隱藏自己真實的情緒，必須特別留意

為什麼憂鬱症在老年人身上很容易被忽略？可能是因為**老年人在情感的表達上，沒有像年輕人那麼明顯與直接**。

隨著年齡的增長，情感的表達能力在老年人身上也會慢慢的衰退。有時為了不讓家人擔心，很多老年人甚至會刻意去隱藏自己真實情緒的表達，這些都是憂鬱症在年長者身上，很容易被忽略的原因。

為什麼憂鬱症很容易發生在老年人身上？因為年紀的增長，有些人是因為健康的問

題，造成心情低落，進而導致焦慮的產生。有些則是疾病本身造成的，如腦中風、心肌梗塞、糖尿病，以及失智症，都會直接導致腦部血管的病變，所以會增加憂鬱症發生的機會。

其他，還有一些外在的因素，例如喪偶與獨居，或是因為退休後生活突然沒有重心，少了人際之間的互動，以及活動力的減少，也會增加憂鬱症發生的機會。

而有憂鬱症的家族史，或是年輕時曾經罹患過憂鬱症，年紀變大時，發生憂鬱症的機會也會增加。

別輕忽長輩失眠、想哭、易怒、沒有食欲、頭暈等小症狀

有些人在罹患憂鬱症之前，會有明顯的焦慮與緊張，並且會引起生理上的變化，如失眠、想哭、易怒、沒有食欲、頭暈，或是心悸與胸口悶，所以家中的長輩如果有這些情緒上的表現，而且持續很長的一段時間，就要特別留意，可以尋求醫師的諮詢與幫忙。

在臨床上，醫師診斷憂鬱症，通常是根據患者的主訴與以往的病史，然後再根據特別的量表，做憂鬱症的篩選與嚴重程度的評分。

在診斷憂鬱症之前，醫生通常會先排除貧血、維生素B_{12}或是葉酸缺乏，以及甲狀腺功能低下等生理上可以先矯正的因素，然後才會進一步評估病人是憂鬱症的可能性。

治療憂鬱症的方式有抗憂鬱藥物的使用，以及心理諮詢，有些患者甚至會需要使用到電療。

通常醫師會依據患者的症狀與改善的程度，調整治療的方式，並且在患者的症狀改善後，持續給予藥物治療，預防憂鬱症的再度發生。

即使情緒低落，還是要維持規律的運動

事實上，不只是家中的長者，我們每個人在生活中總是會有心情低落的時候，工作與升遷、財務的壓力、同儕的互動、家人的相處、感情的問題、身體的健康，甚至親人的離開，這些都是會讓我們感到焦慮的原因。所以，當我們或者是家中的長輩感到悲傷與疲累時，可以怎麼做？

首先，可以**試試好好的睡上一覺，即使短期需要使用安眠藥助眠也是可以的**。充足的睡眠，有助於睡醒後，好好的整理思緒，並且釐清問題，找出解決問題的方法。

其次，可以在白天從事一些戶外活動，如跑步、騎單車、游泳、球類運動或有氧運動，這些都是不錯的選擇。運動時，腦中會產生腦內啡（Endorphin），腦內啡以及陽光可以讓我們心情愉悅，並且可以減緩焦慮。

【張醫師暖心提醒】

老年人其實面臨很多生命上的失落，例如健康、喪偶、青春或朋友等等，這些心理性的失落，很可能讓他們覺得生命無望，而產生老年憂鬱症。

所以我會建議病人在情緒低潮時，還是要維持規律的運動。另外，**運動也可以降低憂鬱症的發生與復發的機會**。

多多陪伴家中的長輩

當覺得注意力降低，或對任何事情都不感興趣時，此時最好減少獨處的時間。可以花點心思，把自己裝扮一下，並與親朋好友碰面，就算只是喝杯咖啡、看電影或簡單的吃個飯，也比一個人關在房間內胡思亂想來得好。

記住，**缺乏人際互動與負面的情緒，往往和憂鬱症的發生脫離不了關係，而這種情況在老年人的身上更為明顯**。所以，多挪出一些時間陪伴家中的長輩，也可以降低他們發生憂鬱症的機會。

別害怕求助或就診

當感到悲觀或者是擔心時，也可以試著**去重拾以往所熟悉的事物與活動，甚至培養並且嘗試新的嗜好，然後從這些活動中重新找回信心**。

至於，飲酒這個選項，不管是在哪種情

【張醫師暖心提醒】

缺乏人際互動與負面的情緒，往往和憂鬱症的發生脫離不了關係，而這種情況在老年人的身上更為明顯，所以，子女或家人即使再忙，也不妨多挪出一些時間陪伴家中的長輩，或多鼓勵長輩參加各種活動、結交朋友，這些都可以降低他們發生憂鬱症的機會。

況之下，都是最不好的選擇。酒精不會讓我們感到真正好過，酗酒只會讓我們被拉往更悲慘的方向，對於解決現實上的問題，沒有任何幫助。

通常做了這些努力後，大部分負面的情緒會慢慢減緩、遠離，雖然不是立即的好轉，但卻是慢慢在變好中。

如果這樣做，還是無法擺脫悲傷與寂寞的感覺，那麼請讓家人或是好朋友知道，適時求助他們，讓別人能夠幫忙。當然，**醫生這個選項，也一定要列在尋求幫忙的清單裡**。

父母忘記吃過藥，又再吃一遍？

——最危險的藥物使用方法（上）

因為記憶力衰退，長輩常常會忘記自己當天有沒有吃過藥，而為了保險起見，又或感覺有點不舒服時，他們就會把現有的藥物再吃一遍。這樣的做法，其實非常危險。

王奶奶躺在床上，虛弱的說：「床邊的監視器會發出叮叮咚咚的聲音，讓我沒有辦法睡，有時好不容易才剛睡著，就又被吵醒了，而且今天會客時，為什麼孫子沒有來看我？」

王奶奶接著問：「我還要住多久？」

雖然這個問題王奶奶已經反覆問過十幾次了，但是照顧王奶奶的護理師還是安撫她：「快了，快了，再過一兩天，等心跳與血壓回穩後，就可以轉到一般病房了。」

王奶奶喃喃自語：「啊，還要再一兩天啊？時間怎麼過得這麼慢？」

王奶奶平常都是一個人在家，由於活動力還算不錯，所以日常起居都是自己一手打理。她有心臟病、高血壓與輕微的失智症，但是會在女兒的陪伴下來門診拿藥。王奶奶這次是因為不小心多吃了高血壓的藥，導致心跳變慢與血壓過低，而被送來加護病房。

通常這樣的病人只要在加護病房給予支持性療法，並且嚴密的監控生命跡象，等到兩三天一過，體內的藥物被代謝，病情就會改善。

藥物過量，容易危及生命

隨著年齡的增長與生理機能的衰退，無論是保養，還是用來治療慢性病，**長輩們手上通常都會有一堆藥物「同時」在服用**。

而且服用的藥物，通常是來自很多位醫師的處方，假如再加上廣播電台或電視介紹，而自行採買的藥物，以及子女從國內外買來孝敬的保健食品，當把全部的藥物一起擺出來時，氣勢與數量都會非常驚人。

但因為年長者記憶力衰退，他們常常會忘記自己當天到底有沒有吃過藥，而為了保險起見，又或感覺身體有點不舒服的時候，就會把現有的藥物再吃一遍。

這樣的做法，其實非常危險。王奶奶這次就是因為藥物過量，差一點就危及生命。

長輩對於藥物的副作用更「敏感」，也更容易「蓄積」藥物

藥物的吸收、代謝與排除，都會受到年齡與生理狀況的影響。

一般來說，年長者的肌肉會隨著年齡增長而萎縮，而**減少的肌肉量，則是由增生的脂肪組織來取代**，也就是肌肉耗損。所以年長者在服用親脂性的藥物時，因為脂肪組織的增加，藥物停留在體內的時間，也會變得比較長。**長期下來，就很容易發生藥物蓄積的情形**。

另外，老化也會減少流經肝臟與腎臟的血流、降低肝臟酵素的活性、減少腎絲球的過濾速率，影響腎小管的分泌功能，這些改變都會「減緩」藥物代謝的速度。

而器官與藥物結合的接受器，也會隨著年齡的增長而產生變化，無論是在數量上，或親和力上都會有所改變，因為這些微小的變化，**年長者對於藥物的「副作用」也會更為敏感**。

吃藥的時候，不要喝葡萄柚汁

我們常常會聽到別人說「吃藥的時候，不要喝葡萄柚汁」，這句話是真的。因為葡萄柚汁會抑制肝臟酵素（Cytochrome P450）的作用，假如使用的藥物是經由肝臟這個酵素所代謝，那麼，就會減緩藥物的代謝與排除。

目前很多藥物都會與葡萄柚汁產生交互作用，特別是常常用來治療高血壓的鈣離

子阻斷劑（Calcium-Channel Blocker），或是感冒藥裡的「抗組織胺類藥物」（Anti-histamine），這些藥物都可能與葡萄柚汁起交互作用。

如果在使用藥物時，也同時飲用葡萄柚汁，有些藥物在血中的濃度會飆高外，藥物的副作用也會特別明顯。嚴重時，甚至會引起血壓、心跳與心律的改變，也就是生命跡象的改變，所以在吃藥時要特別留意，不要與葡萄柚汁一起服用。

其實，**不單是葡萄柚汁，服藥時，最好連茶、咖啡與牛奶，都不要一起服用**，這樣才能避開藥物與飲料間的交互作用。

長輩家中必須備有電子血壓計

當家中長輩們突然感到不舒服時，如果只是單純的把手上現有的藥物吃一吃，或跑去藥房買成藥服用，有沒有關係？如果遇到這種情況，要怎麼處理？在門診時，我常常會被問到這樣的問題。

其實，如果要求長輩有點不舒服就馬上到醫院就診，或趕快去急診，是有些困難的，因為不是每個長輩在不舒服時，都能馬上找到家人陪他去醫院。

通常，我會根據長輩的情況而給予不同的建議，但**是共同的建議就是要求長輩在家裡，最好都備有電子血壓計，而且操作步驟越簡單越好，螢幕數字越大越好**。

【張醫師暖心提醒】

吃藥時，有些長輩會因為臨時手邊沒有水，就用茶或咖啡來取代水。

其實服用藥物時，最好的飲料只有一種，那就是白開水。

為什麼家中要備有電子血壓計？因為電子血壓計可以量測病人的血壓與心跳。當病人不舒服，送來醫院時，我們第一步驟就是確認病人的生命跡象。所謂的**生命跡象就是心跳、血壓、呼吸與體溫。如果有電子血壓計，長輩們不舒服時，就可以在家量測生命跡象，來評估是否需要趕緊送醫治療**。

生命跡象裡的心跳與血壓，電子血壓計可以代勞，但是呼吸次數則需要另外目測計算，至於體溫，則要使用溫度計來測量。

高、低血壓的處理方式

那麼，血壓要多少，才有問題？根據美國心臟協會（American Heart Association）建議，如果收縮壓大於一百八十mmHg，或是舒張壓大於一百一十mmHg，此時，可以先休息幾分鐘後，再重複測量，如果還是持續高血壓，就是高血壓急症（Hypertensive Crisis），需要趕緊送醫處理。

另外，**平常就診時，也可以詢問醫師，假如遇到血壓突然飆高，可以多服用哪一顆藥，每天最多可以服用幾次**，以備不時之需。

如果量測出來是血壓過低，例如收縮壓低於一百mmHg，這時的頭暈、不舒服，千萬不能再服用降壓藥物來處理。此時，**可以喝點鹽水，並且坐在椅子上，或躺下來休息，而且要小心跌倒**。如果症狀持續，沒有改善，還是需要趕緊送醫治療。

高、低血糖對長輩而言，都很危險

如果長輩本身也有糖尿病，並且服用降血糖藥物，那麼，家中一定要準備一台血糖機。

當他們感到頭暈、視力模糊、全身無力、發抖、流汗、心跳變快、噁心、腹痛、意識狀態改變，或嗜睡時，可以先幫他們測量血糖，並且參考他們平常的血糖值。

一般而言，糖尿病患者假如血糖低於一百mg/dL，或高於三百mg/dL時，都有可能會有上述症狀產生。

如果發現長輩們在不舒服時有血糖過低的情況，就趕緊讓他們吃糖果、喝糖水或進食，並且在十至十五分鐘後，再量測一次血糖。

嚴重的低血糖也會造成昏迷，所以如果低血糖的症狀還是沒有改善，要趕緊送醫。

如果是血糖過高，則是讓他們喝白開水，並且趕緊送醫治療，千萬不能輕忽高、低血糖所帶來的危險。

長輩需要趕緊送醫的警訊

除了血壓與血糖外，在家中，還可以測量長輩的心跳、體溫與呼吸。

通常在使用電子血壓計測量血壓時，血壓計上，除了血壓外，也會同時顯示心跳的速度。如果持續性的心跳過快，如每分鐘心跳大於一百下，或心跳過慢，如每分鐘心跳低於六十下，都要特別的注意。

如果長輩有發燒，如體溫大於三十七點五度，並且伴隨發抖，也要非常小心。接下來要注意的是，他們的呼吸型態有沒有特別的改變。

如果年長者在不舒服時，呼吸的速度特別快、很喘，如每分鐘呼吸速度大於二十下，甚至在呼吸時，你可以觀察到他們的胸部與腹部的起伏不協調，跟平常不一樣，感覺很用力的在吸氣與吐氣，這些都是需要趕緊送醫的警訊。

雖然每位年長者罹患的慢性病都不一樣，每個人的情況也不同，但是處理的方式與原則，與前文所提到的高血壓大同小異。

長輩的家人可以在平時就醫時詢問醫生：「如果爸媽的疾病突然變化，會有哪些症狀？有沒有哪些事情要特別注意？家裡可以先做哪些處理才送醫？」這樣才不會輕忽身體所發出的求救訊號，延誤送醫的黃金期。

避免藥袋上的副作用，父母自己減藥量？

——最危險的藥物使用方法（下）

有很多長輩看到藥袋上的副作用，就擔心不已，於是減少藥物劑量，或捨棄幾種不吃。但下次回診時，也不願意把自己的擔憂讓醫師知道，結果醫師誤以為上次給的藥物沒有效果，就增加藥物種類與劑量，反而造成藥物過量。

除了前文所提到的，當家中的長輩們正使用藥品來治療慢性病時，我們還可以留意以下所提到的一些細節，好讓他們在用藥時更加安全。

華人普遍認為中藥較溫和，可以用來補身體，而西藥比較傷身，副作用也比較多。

事實上，很多西藥都從中藥提煉出來，如心臟科常用的藥物毛地黃（Digoxin），由紫花毛地黃（Digitalis Purpurea）所萃取，所以西藥不見得會比中藥傷身，反而西藥經過純化，藥物劑量比較精準，副作用很明確，在臨床上也有實證效果，而使用西藥時，醫師也會比較好追蹤臨床成效與副作用，以便讓病人獲得最大的益處與最小的壞處。

其實，不僅西藥有副作用，中藥也有副作用。通常一種藥材裡會含有多種的複合物。**當把不同的藥材熬成一碗湯，雖然是小小的一碗，但是裡面的成分有時反而比西藥還要複雜**，而會造成什麼樣的副作用，只是不知道，或沒有明說而已，並不是代表沒有。

所以，我們要有一個觀念，**藥物是用來治病的，不是用來吃保養。凡是有療效的藥物，就一定會有副作用，中、西藥都是。**

中、西藥不要一起吃

既然中藥也是藥，那麼，如果在使用西藥的情況下，又同時服用中藥，無論是食補或藥補，會發生什麼事？藥物會不會交互影響？特別是很多祕方裡的成分與中藥材的來源都交代得不十分清楚的狀況下，例如，藥材裡有無農藥或重金屬殘留、有無添加西藥、防腐劑或漂白劑？所以**在使用西藥的情況下，切記不要與中藥一起混用。**

長輩容易「藥物過量」的原因

目前每一種藥品在藥袋上都會明確標示藥物的副作用，最主要的目的，是要保護每個病人用藥的安全，讓病人知道在使用這個藥品時，要特別留意哪些事，有沒有副作用產生，之後回診時，可以與醫師討論，再適時的調整藥物的種類與劑量。

要注意的是，**「藥袋上面所寫的副作用，不代表一定會發生。」**但是有很多長輩或家屬一看到藥袋上面印得密密麻麻的副作用，就擔心起來，於是回家後就**自己減少藥物的劑量，或者乾脆捨棄幾種藥物不用。**

但是在下次回診時，也不願意把自己的擔憂讓醫師知道。結果醫師誤以為上次給的藥物沒有達到預期的效果，反而增加藥物的種類與劑量，這樣就很容易產生藥物過量的問題。

必須了解長輩目前在使用的藥物

要知道家中長輩們使用哪些藥物，必須由長輩家人花時間去了解。老實說，要遇到很熟悉長輩們在吃哪些藥的家屬，並不是很常見的事。

我們可以留意家中長輩們目前所使用的藥物，從藥物的種類、外觀、顏色、劑量、用法，到可能會發生的副作用。**特別是在他們剛開始服用新開立的處方時，要留心是否會有不舒服的情況產生。**

長輩有可能會對藥物的「效果」或「副作用」的表現特別明顯，所以假如在服用醫師新開立的藥物，有不適應的情況產生時，就要趕緊聯絡醫師，或盡速回診。

以血壓藥為例，**剛開始使用血壓藥的病人，可能之前身體已經習慣血壓高的情形，要是在服用血壓藥後，血壓一下子降太快、降得太低，身體還沒有調適過來，就很容易發生「姿勢性低血壓」**，除了會感到頭暈、不舒服外，有些人甚至會跌倒，發生骨折，所以就算是醫師說很安全的藥物，在服用新開立的藥物時，還是要留心。

讓醫師知道長輩目前所使用的藥物

在陪同長輩們就診時，可以把其他醫院或醫生所開立的處方一起拿給醫師參考。這裡強調的是「寫有藥品名稱的處方」，而不是「散裝」的藥物。

假如能把這些資料提供給醫師，醫師在開立病人的藥物時，就可以根據之前處方上面的藥名、劑量與使用頻率來做調整。除此之外，也可以幫助醫師馬上了解病人目前的情況。

研究發現**超過六十五歲的病人，大約有百分之三十五點六的病人，會同時使用五種以上的藥物，但是有超過百分之五十七的藥物組合是不恰當的。**

除了重複用藥外，也有相對禁忌的藥物被合併

【張醫師暖心提醒】

我們對於服用藥物時，難免有種迷思，以為只要多喝點白開水，就可以快速將體內的藥代謝掉，但這對於長輩來說，卻是相當危險的。
因為老人家對於藥物的代謝是緩慢的，且對於藥物的副作用也更為敏感。

在一起使用。

因此在就診時，盡量把現有的處方全都拿給醫師看一下，可以讓醫師審視這些藥物在一起使用時，會不會造成不良的結果，並且可以做適當的調整，這樣在服用藥物時，除了心理上可以比較放心，不用擔心重複用藥外，在用藥上，也更為安全。所以**提供給醫師的藥物資訊越多，對於家中長輩們的健康，也越有保障**。

另外，**如果曾經對哪種藥物過敏，或是在使用哪些藥物後有不舒服的症狀產生，也請醫師把這些「藥物的名稱」寫在一張紙上，並且與健保卡放在一起，遇到另一個科別的醫師要開立處方時，就可以拿給他參考**。這樣，就可以避免同類型的藥物又再次被開立。

長輩服用普拿疼等常備藥前，先徵詢醫師的意見

長輩們在使用常備藥前，我建議可以先與醫師討論後，才去購買與使用。

以最常被使用的止痛藥來說，有些止痛藥，如乙醯氨酚（Acetaminophen），也就是大家熟悉的普拿疼，雖然廣告標榜不傷腎、不傷胃，但是廣告並沒有跟大家說明，**普拿疼是經由肝臟代謝，所以會傷肝，所以有慢性肝炎的患者**雖然可以使用，但是在使用上要特別留意，而且**千萬不能過量**。

另一類很容易在藥房自行購買的止痛藥，則是非類固醇類消炎止痛藥，這類型的藥物對於肝臟的影響雖然比較小，但是假如腎臟功能不佳使用時，有時會引起急性腎臟衰

竭，需要小心。

因此，**年長者在使用看起來好像很安全的常備藥時，最好也能夠事先徵詢過醫師的意見後，再來購買使用。**

把保健食品拿給醫師看

長輩常常會收到很多來自子女、鄰居、親友所送的保健食品。一般來說，這些保健食品在使用上沒有多大的限制，也沒有特別的副作用，只要**留意有些保健食品可能會與藥品產生交互作用，如目前市面上常見的健康食品——紅麴，就會與降血脂的藥物交互影響，有時甚至會引起「橫紋肌溶解症」**（Rhabdomyolysis）。所以，假如年長者在使用西藥時，也有服用保健食品的習慣，還是把保健食品也一起拿去給醫師看，這樣在使用上，也會比較安心。

用藥盒，放置早、中、晚需要的藥物

與王奶奶一樣，有些患者會因為記憶力衰退、視力模糊、聽不清楚，有時還會看錯藥袋上面所寫的用藥時間，而發生用錯藥的情況。

要避免這種事情發生，比較簡單的方法就是使用藥盒。

通常藥盒的外觀，會標示不同的「日期」與服用的「時段」，所以我們可以把長輩

每天所需要使用的藥物，事先放置在藥盒內。這樣他們只要在不同的時間，直接取出所需要服用的藥物就可以了。

簡簡單單的藥盒，就可以避免他們忘記有沒有吃過藥，或者是重複吃錯藥的情況產生，是值得好好利用的一個小工具。

製作屬於自己的健康日記

此外，可以找一本小冊子來製作長輩們的健康日記，除了讓他們每天記錄自己的血壓、心跳或血糖外，假如當天有任何的不舒服，也可以把不舒服的感覺描述在日記上。

並且把當天比較特別的事情與活動，如焦慮失眠、聚會喝酒，或耗費體力的活動，如爬山等，都寫在這本冊子上，**在下次回診時，拿給醫師做參考，這樣可以讓醫師更清楚了解他們的身體狀況，並且適當的調整藥物**。

長期失眠，心肌梗塞的機率大增

——失眠不只是睡不著而已

失眠除了會易怒、沮喪、疲倦，血壓也會起伏，很難控制，也會讓心血管疾病更嚴重。

阿嬤：「醫師，我每晚都睡不著啊……」

「是沒有辦法入睡？還是睡了，又醒過來？」

阿嬤：「都有啊，而且睡不著，就會一直亂想，結果越想越睡不著。醫師，你要給我安眠藥喔。我沒有吃安眠藥，都沒辦法睡。」

傾聽阿嬤的煩惱

類似這樣的對話，常常在我的門診上演，而阿嬤們失眠的原因，每一位都不一樣。

曾經有位阿嬤因為女兒過世，與外孫住在一起，並且由外孫照顧她的生活起居。她兒子因為賭博欠了一屁股債，常常伸手跟她要錢，並且拿她的房地契去抵押借錢。她擔心自己過世後，沒有留財產給孫子而睡不著。

值得一提的是，阿嬤每次來門診時，都一定要把最近家裡發生的事情，詳細的描述一遍後才肯回去。

每次她把這些事都講完後，她會覺得心裡好過多了，而**我也希望阿嬤經由這樣的傾訴，失眠狀況能夠稍微減緩。**

轉診到身心科

還有一位阿嬤，她每次來門診時都非常客氣。一開始，我只是覺得她比較有禮貌而不以為意。但她每次都有一堆需要使用安眠藥的理由，而且在拿到藥單時，都會再三確認，一定要有安眠藥這個品項才肯離去。

即使我們嘗試種種非藥物治療的方法幫助她，但她不是拒絕配合，就是說沒有效，她堅持一定要服用安眠藥才能睡著。

後來我查閱她的健保卡資料，才發現這位阿嬤喜歡逛醫院，三天兩頭就往醫院跑，而且她手上的安眠藥與鎮靜劑數量多得嚇人。看起來，**阿嬤應該是心理方面的問題比較大，所以後來我就幫她轉診到身心科，做進一步的治療。**

另一位阿嬤則是每天都會覺得喘，有時會喘到半夜醒過來，沒有辦法睡覺。

阿嬤在抽完血，做完心臟超音波，還有肺功能檢查後，被診斷為慢性阻塞性肺病變（Chronic Obstructive Pulmonary Disease，COPD），也就是阿嬤因為呼吸道有問題，才會讓她喘到睡不著，而在使用氣喘藥物後，阿嬤不喘了，她終於可以好好睡上一覺了。

六十六歲後，失眠更明顯

我們一輩子大概會花三分之一的時間睡覺，而且剛剛好的是，**大約也有三分之一的人會有失眠的困擾，通常女性失眠的機會比男性高。**

目前認為**年紀越大，越容易睡不著**，而且對於睡眠品質也越不滿意，常常睡到一半就被一點點聲音吵醒，或是在半夜上完廁所後，就沒有辦法再繼續睡下去，而這種情況在超過六十六歲後，會更加明顯。

像這樣睡不好，一開始或許會覺得只是偶爾發生，沒有什麼關係，但時間一久，睡不著的情況會越來越頻繁，到最後會變得常常睡不著。有些人甚至一到該睡覺的時候，就會不由自主的恐懼起來，擔心今天晚上又會失眠。

長期失眠，會對身體造成很多負面影響，除了容易感到焦慮、緊張，或者是沮喪，有些人的血壓也會起起伏伏，很難控制。連帶的，也會讓心血管疾病更嚴重。

年長女性比男性更容易失眠

這些因為失眠所引起的頭痛、易怒，或疲倦，也同樣比較容易發生在女性身上，症狀也會比男性來得嚴重。

要如何呵護年長的女性，並且改善她們失眠的困擾？首先，我們會查清楚她們是屬於哪一類的失眠。

她們睡不著的原因，是身體變差前的一個警訊？還是只是一個正常的老化過程？因為造成失眠的原因很多，生活習慣、生理因素、睡眠環境，甚至連基因遺傳都有人研究過。

通常我們要找出為什麼病人會睡不著，我們會依照他們的生活習慣、睡眠方式、生理疾病與藥物來做出診斷。

如果病人能同時提供他們自己所記錄的睡眠情況，更能幫助我們做出合理的推斷。

退休後，睡眠的需求會變少

【張醫師暖心提醒】

年長的女性很容易有失眠的困擾，導致她們心情或脾氣變差，這是她們無法控制的，所以年長的女性需要被好好呵護與對待，也請多體諒她們，因為這是有科學依據的。

以生活習慣而言，有些人會抱怨退休後常常失眠，但是他們所謂的失眠並不是真的睡不著，而是睡眠的需求變少了，只要短短幾個小時就可以睡飽，不像退休前需要睡很久才能睡飽。

在門診遇到這類型的病人，我都會很羨慕，因為他們大多都是因為退休後不知道要做什麼，空閒的時間太多，而且因為活動量比退休前來得少，身體自然不會覺得累，當然也不需要像退休前那麼久的睡眠。所以，他們會覺得退休後好像睡眠的時間變短了，很容易一早就起床了。

這樣的睡不著是正常的，並不需要特別的擔心。**他們只要多多安排退休後的活動，做一些自己想做的事**，在白天「多操一點」，隔天自然會想要睡到中午才起床。

退休後，更要求睡眠品質

但是有些人不是睡眠時間變短，而是覺得退休後的睡眠品質變差。針對這個問題，有的研究認為因為退休後少了工作壓力，生活失去重心，要注意的事情突然變少，自然就把注意力轉到睡眠身上，所以對於睡眠品質的要求，也會比退休前來得高。

以前是有得睡就好，退休後則是除了有得睡外，還會要求枕頭好、床鋪軟。所以**在退休後，有些人會認為比退休前睡不好，這是因為他們把注意力都轉移到睡覺的關係**。

如果是這樣，倒也很好解決，同樣也是在白天「多操一點」，把注意力轉移到別的地方，晚上自然會平穩入睡。

中午，盡量不要午睡

這也是為什麼我在門診遇到睡不著的阿嬤時，會問她們：「阿嬤，你白天有沒有出去玩？」或「阿嬤，你中午有沒有睡午覺？」

通常大多數的阿嬤白天都喜歡窩在家裡看電視，有的甚至會看電視看到睡著。而且很多阿嬤都有睡午覺的習慣，這樣晚上當然會睡不著，因為白天就睡飽了。所以對於睡不著的阿嬤，我會**請她們盡量維持退休前的作息，並鼓勵她們白天去外面走一走，利用白天的陽光調整生理時鐘**。

另外，我也會請她們縮短午睡時間，或是不要午睡。晚上吃飯前，再去外面活動一下。晚餐後，就不要再喝茶、咖啡等提神飲料，這樣，晚上就會很好入睡。

高血壓、心臟病等，都會造成失眠

但是對於沒有看電視，又沒有午休習慣的阿嬤，怎麼辦？也就是失眠不是因為生活模式所引起，那麼就要先排除生理上的問題。

一般而言，高血壓、心臟病或呼吸問題都會造成慢性失眠，而且這類型的病人有失眠的困擾，通常都超過六個月。所以，**要解決她們的失眠問題，就需要把這些疾病也一**

起治療，才能治標又治本。

例如高血壓所引起的頭暈與頭痛，心臟衰竭所誘發的氣喘與夜尿，以及阻塞性肺病變所導致的打鼾與睡眠呼吸中止，如果在治療失眠時，沒有把這些生理性的問題一併治療，而只是例行性的使用安眠藥來助眠，那麼，治療的效果不會太理想。

長期下來，不但病情會加重，還會併發其他疾病，例如，心肌梗塞的機率也會大大增加，所以**慢性失眠會影響壽命，並不單單只是表面上的失眠而已**。

需要花三十分鐘才能入睡，這是正常的

對於失眠的治療，目前有幾種方式，我們可以採用非藥物，以及藥物的方式處理。

在非藥物的治療上，目前可以使用認知行為治療（Cognitive-Behavioral Therapy，CBT）。通常這種方式會比藥物的治療有效且持久。

不過，在認知行為治療方法裡，首先要找出造成患者失眠的原因是什麼，並且也要讓患者知道，其實，**足夠的睡眠時間因人而異**，也就是每個人入睡與睡飽所需要花的時間並不一樣，就算需要花三十分鐘才能入睡，也是正常。

【張醫師暖心提醒】

對於失眠的長輩，請戒掉在床上看書、看電視的習慣，因為這些事情都很容易讓大腦處在活躍的思考狀態。睡前在床上做這些事情就比較難以入睡，除非在床上看的是會容易讓人感到昏昏欲睡的書，如微積分，就另當別論。

另外，如果夜間醒過來上廁所後睡不著，這也是正常，並不需要過度擔心與害怕。**我們會建議睡前兩個小時不要喝水**，或不要飲用含咖啡因、酒精性飲料，可以降低夜間如廁的頻率。

另外，**睡眠的環境也很重要**，一個安靜、溫馨而且舒適的睡眠環境是培養睡意的必要條件。

腹式呼吸比數羊有效

另外，如果在日常生活裡，能夠找到適合自己的放鬆方式，那麼，對於克服失眠，也會有幫助，如「腹式呼吸」（Diaphragmatic Breathing）或「轉移注意力」都是不錯的方式。

腹式呼吸就是深呼吸，也有人稱為橫膈膜呼吸。**當我們呼吸時，由鼻子吸氣，但是用嘴巴吐氣，而且吐氣時，最好可以超過五秒鐘**。慢慢的吐氣，在吐氣時，想像把心中所有的悶氣都吐出來。

如果在失眠時，能夠做腹式呼吸，放鬆緊繃的神經，等到身體放鬆了，自然就容易睡著。

腹式呼吸絕對比數羊還有效。曾經有病人說，她每次睡不著就數羊，但隨著時間滴滴答答的過去，數的羊越來越多隻，卻還是沒辦法睡著時，她就會變得更焦慮。

她會一直去看鬧鐘，看現在是幾點，而自己還剩下多少時間可以睡，反而就更睡不著，結果到最後她就一直數羊數到天亮。

養成一躺在床上就是「想睡覺」的習慣

「轉移注意力」是指躺在床上睡不著時，乾脆起床，做些輕微的活動，如整理衣物等，等到有睡意，再回床上睡。

睡不著時，不要待在床上，盡量建立躺在床上就是「想睡覺」的習慣。

假如每次失眠的時候都躺在床上，腦海裡不斷地想著今晚又睡不著了，久而久之，以後看到床，就會聯想到睡不著的情境，然後莫名的恐慌，反而會讓失眠的情況更嚴重。

在藥物治療上，抗焦慮藥物、抗組織胺藥物、ＢＺＤ（Benzodiazepine）與非ＢＺＤ類的鎮靜藥物都可以治療失眠。在臨床上，我們會依照患者的身體情況與睡眠模式來選擇，並且調整藥物的劑量。

通常醫師對於入睡困難的患者，會偏向使用短效的藥物，這是因為短效型的藥物在服用後，很快就可以發揮效果。

至於睡到一半很容易醒過來的患者，我們會搭配中效型或長效型的藥物，幫助他們一夜好眠。

造成失眠的原因，每個人都不一樣，需要針對每個人的情況處理。

如果家中的長輩深受失眠所苦，短暫的藥物治療對於症狀的改善，是有必要的，但是**不單單只是請醫師開立安眠藥給他們使用，也可以與醫師討論，一起找出他們失眠的原因，**這才是根本之道。

胃食道逆流，卻演變成食道癌

——不是所有胃痛，吃顆胃藥就會好

在門診時，我們常聽到年紀大的病人說他胃痛，但事實上，他們想要表達的是肚子痛，或覺得肚子怪怪的。

其實，很多疾病都會讓長輩感到肚子痛，而且要注意的重點都不一樣。

在幫謝太太看完診後，我還是跟往常一樣，問她還有沒有其他問題。

謝太太馬上說：「對了，這次還是要開胃藥給我喔，我要顧胃。」

在門診，病人也常問我：「這個藥會不會傷胃？要不要配胃藥吃？」或「我覺得火燒心，會嘔胃酸，胃脹脹的，你能不能開胃藥給我？」

我發現不只年長者喜歡用胃藥顧胃，很多人生活忙碌、工作壓力大，遇到肚子痛時，也是習慣拿顆胃藥就吞下去。

一打開電視，我發現與胃藥有關的廣告還真是多啊，可見胃藥在台灣有不錯的銷路。但是，如果肚子痛的情況很頻繁，卻只是買胃藥來服用，會不會反而忽略該重視的病症？

肚子痛，不等於都是胃痛

在門診時，我們常常聽到年紀大的病人說他胃痛，但事實上，他們想要表達的是「肚子痛」，或「覺得肚子怪怪的」。只是可能長期受到廣告的影響，他們直覺認為肚子痛就是胃痛，但其實除了胃以外，還有一些疾病，也會讓年長者覺得肚子不舒服。

事實上，很多器官出問題都會讓他們感到肚子痛。在解釋這個問題前，我們先熟悉胃的生理位置。胃的上面是食道，下面是十二指腸，胃周圍的器官，還有心臟、胰臟、肝臟與膽囊，所以胃的上下左右有很多器官，當這些器官發生問題時，都會引起肚子痛。

如果肚子痛發生得很頻繁，就要特別小心，不要吞顆胃藥就了事，必須去找腸胃科醫師，仔細的檢查，看看是哪裡出了問題。

其實，很多疾病都會讓長輩感到肚子痛，而且每種情況要注意的重點都不一樣。

• 胃潰瘍與十二指腸潰瘍

胃潰瘍引起的肚子痛，常常在空腹時發生，通常是因為「胃酸」分泌過多，而十二指腸引起的肚子痛，通常在用餐後引起，這與進食後食物與胃酸排進十二指腸，刺激潰瘍處有關。這兩種肚子痛因為痛的位置都差不多，都是在上腹部，所以很容易搞混。但是**可以用「空腹」比較痛，還是「進食後」比較痛來做區別**。

另外，潰瘍除了會因為胃酸分泌過多引起外，也常與細菌感染或腫瘤有關。所以，就算潰瘍好像很常聽到，感覺並不是很嚴重的病，若是長期且慢性的潰瘍，還是需要與醫師討論，例如是否需要安排內視鏡檢查，才能徹底治療。

• 胃食道逆流與心絞痛

另一個常發生在年長者的肚子痛是胃食道逆流。胃食道逆流是因為胃與食道的賁門括約肌鬆弛，無法緊密的關閉，所以很容易在吃飽後，胃酸逆流到食道，特別是長輩們很習慣在吃完午餐後直接平躺睡午覺，這時因為平躺，再加上飽飽脹脹的胃，胃酸就很容易「滿溢」到食道去，他們就會感到肚子痛或胸口燒燒的，有時還會有灼熱感，感覺像是一把火在燒，也就是俗稱的「火燒心」，而**這種症狀會在吃飽躺平時變得更嚴重**。

假如胃食道逆流沒有積極的治療，食道下方的黏膜組織在胃酸的長期侵蝕下，就會引發細胞變性，到最後可能會演變成食道癌。

另外，需要與胃食道逆流做區別的是「心絞痛」，心絞痛也很容易發生在年長者身上。

心絞痛是因為供應心臟的冠狀動脈發生鈣化、硬化、痙攣或阻塞所引起，很容易在天氣冷或激烈的運動後發生。

通常心絞痛感到不舒服的地方也是在胸口，但是卻沒有辦法很明確的指出是哪個特定的點，只會覺得好像有東西壓在胸前，感到悶悶的。好像有一口氣悶在心裡，吐不出來。有時疼痛也會往下延伸，讓人誤以為是肚子痛。

所以如果胸口痛，而且延伸到肚子，甚至會痛到流冷汗，那麼就不是單純的肚子痛，需要趕緊就醫治療。

• 主動脈剝離

與前面提到的胃食道逆流、心絞痛一樣，「主動脈剝離」發生的位置也是在「胸口」，只是有時疼痛感會延伸到腹部，引起肚子痛。

主動脈剝離常發生在年長者身上，這是因為**主動脈剝離是高血壓與血管硬化所引起**，而這兩種情況在年紀大的病人身上很容易發生。

為什麼我在這裡要特別把主動脈剝離提出來呢？因為**主動脈剝離是一個「急症」，發生的時候要立刻送醫，才能把血壓控制下來**。

通常主動脈剝離所感到的疼痛是那種很銳利的疼痛，而且疼痛點有時會從「前胸」跑到「後胸」，或是「肚子」。所以，如果長輩們的肚子痛是屬於那種很尖銳的疼痛，好像被刀子割過一樣，就要趕緊送醫。

•膽結石、膽囊炎、膽道炎與胰臟炎

這幾種疾病也很容易發生在年長者身上，而且感到疼痛的地方，大多數是在右上腹或上腹部等區域。

膽結石是因為膽汁結晶沉積成為石頭所引起，**常常發生在有糖尿病，喜歡吃油膩食物或三餐不正常的長輩身上**。

正常的情況是吃飯後膽汁會排到十二指腸來乳化脂肪，並且幫助消化，但是膽結石的病人因為膽囊在排空時，石頭剛好以某個角度堵在膽道附近，阻礙膽汁流入十二指腸，這時就會引起肚子痛。要是同時合併細菌感染，就很容易發生膽囊炎、膽道炎或胰臟炎，有時也會合併發燒、黃疸（皮膚泛黃、眼白發黃）或肝功能異常。

上述這些疾病要是沒有處理好，嚴重時，甚至會有生命危險，特別是**胰臟炎，常常會併發急性呼吸道症候群。如果發生在年紀大的病人身上時，死亡率很高**。

胃乳與胃散，僅能短暫緩解疼痛，無法根治潰瘍

長輩們喜歡吃的胃藥，究竟成分是什麼？目前電視廣告介紹的胃乳與胃散，通常都是制酸劑（Antacids），或胃黏膜保護劑（Mucosal Protectants），這些藥物雖然可以舒緩胃部的不適與灼熱感，但是通常僅能短暫緩解疼痛，無法根治潰瘍。

真正有效，而且能夠減少胃酸分泌的藥物，是組織胺受體阻斷劑（H2 Receptor Antagonists），或氫離子幫浦阻斷劑（Proton-Pump Inhibitors，PPIs），但是這些藥物通常需要醫師的處方，才能買得到，與市面上常見的胃藥不一樣。

另外，假如是因為緊張焦慮所引發的疼痛，通常這些疼痛是因為肌肉不正常收縮所引起，這時，醫師會開抗痙攣劑（Anti-Spasmodics），或肌肉鬆弛劑（Muscle Relaxants），來緩解病人不適。所以在藥物的使用上，醫師會依照病人個別的情況來做調整，以期達到最好的療效。

建議「飯後」服用這些傷胃的藥

長輩們常常會因為肌肉痠痛，使用非類固醇類的消炎止痛藥，或是因為高血壓與心臟病，使用「阿斯匹靈」（Aspirin）類的抗血小板藥物。

這些藥物都是會「傷胃」的藥。在長期使用這

【張醫師暖心提醒】

市面上買到的胃藥裡常含有鎂離子，或鋁離子。含有鎂離子的胃藥有「腹瀉」的副作用；含有鋁離子的胃藥，則會造成「便祕」，所以對於習慣服用胃藥的人來說，要小心這些藥物所帶來的副作用。

些藥品後，他們常常會感到肚子不舒服，嚴重時，**甚至會併發腸胃道出血，發生的機會，也會隨著年齡增長而增加**。

為什麼這些藥物年輕人吃比較沒事，但是在長輩們身上，卻很容易發生出血的副作用呢？這是因為供給胃部腺體的血流在年長者身上會慢慢變少，而且胃黏膜的分泌，也會因為年紀變大而逐漸減少，這些生理上的變化，都會讓年長者在使用這些藥物後很容易發生腸胃道出血。

假如年長者在使用NSAIDs類止痛藥後，發生消化道出血，在後續的照顧與醫療支出上，也會讓家人增加許多負擔。所以，假如家中的長輩們在使用這些藥物後有胃部不舒服的感覺出現時，可以**在「飯後」才服用這些藥物，以減少藥物對於腸胃道的刺激**。

必要時，**也可以與醫師討論，是否能調整成其他止痛藥**，或是其他類別的抗血小板藥物，以避免症狀持續惡化。

除了藥物，還可以做些什麼，來改善長輩的肚子不舒服？

- **食物的挑選**

在食物的選擇上，盡量減少高脂肪與油炸類的食物，這是因為油膩的食物會延長胃排空的時間，很容易讓長輩們感到胃脹氣。

而碳酸類飲料或啤酒會產生二氧化碳，在飲用後，也會讓人感到胃脹脹的。另外，咖啡、酒精、茶類與甜食都會增加胃酸的分泌，所以當肚子不舒服時，這些食物要盡量少吃。

除了這些之外，如果可以，盡量減少煙燻、含有硝酸鹽、高鹽、醃漬以及過度加工的食物，例如臘肉、培根、香腸、酸菜、肉乾或肉鬆等，**這些食物都與胃癌的發生有所關聯**。

• 飲食習慣

在飲食習慣上，**盡量少量多餐，減少光顧「吃到飽」餐廳的頻率**。因為暴飲暴食除了會增加胃酸的分泌外，對於胃腸，絕對是一大負擔。

另外，吃飯只吃八分飽，對於身體健康，整體來講，還是有幫助的。

• 戒菸

香菸除了會增加胃酸分泌、減少胃黏膜的血液供應外，也會讓賁門括約肌鬆弛。讓賁門不能緊密的關閉，會讓胃潰瘍或胃食道逆流的症狀更嚴重，所以戒菸可以改善這些疾病的症狀。

但是單純想靠意志力來戒菸，失敗的機率很高，很容易產生挫折感。**如果家中的長輩們真的有意願要戒菸，請找醫生幫忙**。

• 減緩心理焦慮

緊張與焦慮除了會增加胃酸的分泌外，也會讓肌肉不正常收縮，造成腸胃道蠕動異常，引起肚子不舒服。這時，可以**藉由休息、散步與運動來緩和由情緒所帶來的負壓力**。另外，我們之前提到的腹式呼吸，也是一個不錯的方法。

大多數肝炎病人初期沒有症狀
──肝炎，是最無聲的殺手

黃麴毒素已經被證實是誘發肝癌的致癌物，通常黃麴毒會存在發黴的花生、玉米裡，所以對於肝炎患者，我建議盡量少吃花生粉與玉米粉。

王奶奶是慢性B型肝炎的帶原者，由於王奶奶的子女都在外地工作，再加上她一個人住得很偏遠，交通不便，所以沒有固定去腸胃科追蹤的習慣。

等到她發現皮膚變黃，而且肚子脹起來的時候，肝臟已經硬化，並且有腹水的產生。王奶奶這次是因為腹膜炎並且合併敗血性休克來住院的。

在住院的這段期間，王奶奶的女兒一直問我，有沒有哪些藥物可以幫她的媽媽補一補，讓她媽媽可以早一點好起來。

大家一開始會忽視肝炎的原因

肝臟是我們人體最大的器官，肝臟除了可以製造膽汁，幫助食物消化外，也會製造凝血因子來幫忙凝血功能。另外，很多藥物也需要經由肝臟的轉化才能發揮作用或代謝排除掉。所以肝臟負擔的工作很繁重，當肝臟受到損傷時，就會引起肝炎。

很多東西都會誘發肝炎，除了大家熟知的肝炎病毒外，酒精、藥物、化學物品，甚至是農藥，都有可能會造成肝臟的損傷，並且引起肝炎。

大多數肝炎的病人在初期沒有任何症狀，這也是大家一開始會忽視肝炎的原因，但是當肝臟日以繼夜持續的發炎，肝臟就會纖維化，也就是肝臟硬化，就會有一堆症狀，萬一病人又有些年紀，肝炎對他們所造成的傷害，會比年輕人來得更為巨大。

急性肝炎被當成小感冒而忽略

有些人在急性肝炎初期，會有輕微的發燒、全身無力、噁心、嘔吐、沒有食欲、腹脹與腸胃道不舒服，但是這些症狀通常都會被當成小感冒而忽略。只有在病情比較嚴重，而且皮膚與眼白出現黃疸症狀或是茶色尿時，才會警覺到肝出了問題。

慢性肝炎的患者，一開始也只有倦怠的感覺，但是肝臟在反覆發炎與修復的過程中，會逐漸纖維化，進而導致肝硬化產生，這時，患者就可能會有腹水與下肢水腫的情況產生。有些人甚至會因為肝硬化而併發肝癌與食道靜脈瘤破裂。

當食道靜脈瘤破裂時，病人就會反覆吐血，嚴重時，血中的阿摩尼亞（Ammonia）也會飆高，這時患者就有可能會發生譫妄、意識狀態不清楚，或是肝昏迷。

長輩如果有肝硬化，一定要禁酒

由於B型與C型肝炎帶原者**罹患肝硬化與肝癌的機率比一般人高，發生的機率有時會高到百分之二十至百分之二十五**，如果長輩們有肝炎，一定要幫忙他們戒掉喝酒與抽菸的習慣，以避免雪上加霜。

假如長輩們已經有肝硬化的情形時，更要「完全禁酒」。要是朋友約喝酒，可以請他們推說醫師說不能喝酒。這時把醫師搬出來當成辭退邀約的藉口，絕對沒有人會責怪。

如果可以，盡量請長輩減少熬夜的習慣，並增加休息的時間，但是「休息」並不是整天都待在家裡與床上，哪裡都不去。還是可以依照自己的體力，做一些可以負荷的工作與運動。

如果家中長輩罹患肝炎，要鼓勵他們不要自我設限，反而要調整自己的心態，重新去調適自己的生活，**不要受到「肝若不好，人生就是黑白的」這類負面廣告詞的影響，盡量維持自己平常的作息。只是步調要放慢點**，不要在肝炎還沒拖累身體前，就自己搞垮了自己。

最忌服用不明的保肝藥丸

由於肝臟沒有神經分布，所以**有肝炎的長輩可以定期接受腹部超音波檢查，這樣就可以早期發現肝硬化與肝癌**。必要時，醫師會安排冷凍療法、電燒或是手術處理。早期發現，早期治療，預後也會比較好。

同時，定期追蹤也可以讓醫師幫他們抽血檢查肝功能（GOT/GPT）與胎兒蛋白（AFP）。藉由這些檢查，讓病人更了解自己身體的狀態，減少不必要的恐慌。

目前已經有一些很有療效的藥物可以治療病毒性肝炎，而且在治療前，醫師會先幫患者做病毒基因型的檢測，並依據病毒的類型，決定療效最好的藥物，所以在肝炎的治療方面，藥物的選擇是很精準的，這樣才能達到最好的療效。

千萬不要病急亂投醫，自行服用祕方、中草藥或保肝藥丸。通常這些藥物的成分不明，而且大多數都還需要肝臟代謝才能排除，除了會增加肝臟的負擔外，有時甚至會誘發猛爆性肝炎。如果最後花錢又傷身，實在得不償失。

不是補一堆營養品，就是在養肝

很多長輩們在獲知自己有肝炎後，就會到處探聽可以吃什麼來補肝。事實上在飲食

【張醫師暖心提醒】

雖然不需要特別去幫肝炎的長輩們補充保健食品，但是為人子女如果還是想要買一些東西來孝敬他們，幫他們補一補，或許可以選購含有維生素A、C、E與元素「硒」（Se）的保健食品。適量的補充這些維生素，對於慢性肝炎的病人來說，或許是有幫助的。

上，首先要建立的一個觀念，就是「不是補一堆營養品，就是在養肝」。

由於肝臟是製造與合成蛋白質的器官，**適時的補充蛋白質，除了可以幫助肝細胞的再生與血清蛋白的製造外，也可以減少腹水與水腫的產生**。

但是肝臟也是代謝，並且轉化阿摩尼亞的地方，所以蛋白質的攝取並不是無上限，也不是越多越好，**一般建議大約每天每公斤的體重攝取約一公克的蛋白質就足夠了**。

要是在急性肝炎或慢性肝炎惡化時，由於肝臟在這時候的代謝功能不佳，這時就要減少蛋白質的攝取，避免血液裡面的阿摩尼亞濃度太高，導致肝昏迷。

盡量少吃花生粉

對於肝炎的長輩們在飲食上有沒有什麼好的建議？有的，可以請他們盡量選擇澱粉類的食物，作為熱量的主要來源，或是少量含有多支鏈胺基酸的植物性蛋白質，例如，豆漿與豆腐來作為蛋白質的來源。

除此之外，慢性肝炎的患者在食物的選擇上，盡量以新鮮的蔬果與清淡的食物為主，減少醃漬、發酵、燻烤，或是含有香料、色素、防腐劑與人工添加物的食物，因為上述這些食物都很容易造成肝臟的負擔。

另外，黃麴毒素已經被證實是誘發肝癌的致癌物，通常黃麴毒會存在發黴的花生、玉米裡。

整顆的花生與玉米可以由外觀來判別是否新鮮、有沒有發霉，但是**磨成粉的花生粉**

與玉米粉，無法由外觀判別是否已經發黴，所以對於肝炎患者，我建議盡量少吃花生粉與玉米粉。

除了這些外，也要減少大吃大喝的習慣，並且控制體重，避免過胖，這是因為肥胖很容易產生脂肪肝，而**脂肪肝目前也被認為是屬於慢性的肝臟發炎**。

其實，只要飲食均衡，肝炎的病人實在不需要特別用大魚大肉進補。假如慢性肝炎又合併有肝硬化、下肢水腫或腹水的情況時，反而需要限制水分與鹽類的攝取。

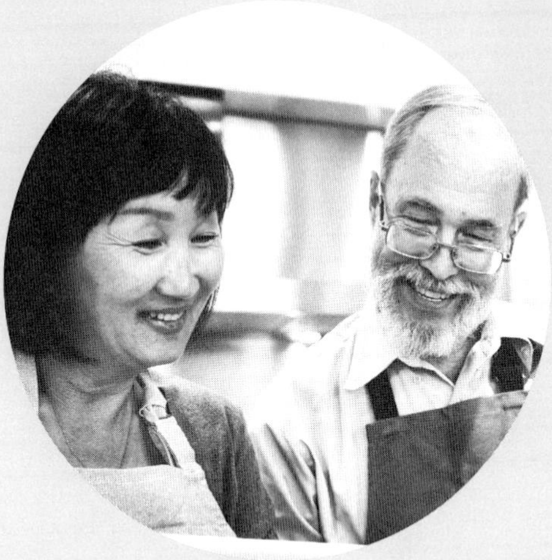

不批評、指責失智症患者的妄想

——失智症

照顧失智症患者，必須要有一個觀念，失智症患者本身對於自己的異常行為並不知道，也就是他們不會有「病識感」，所以照顧者往往需要付出更大的心力與耐力，才能照顧他們，

在我反覆跟王爺爺交代血壓藥要怎麼吃後，王爺爺依舊看著我說：「醫師呀，藥要怎麼吃啊？」

在聽到這句話後，在一旁的診助露出奇怪的表情。

她是門診新來的診助，之前沒有遇過王爺爺，我猜她心裡一定在想：「怎麼又是同樣的問題？醫師解釋的時候，有沒有在聽？」

陪同王爺爺來的孫子打斷爺爺的話，跟他說：「不用擔心，我們回去會把你的藥分好，你只要打開藥盒吃就好了。」

但王爺爺還是不放心，他堅持要我再解釋一次才肯走，於是我反反覆覆回答王爺爺的問題N次後，王爺爺才依依不捨的離開。

只要王爺爺來我的門診，同樣的戲碼，都要再上演一次。

王爺爺是我的老病人，他被診斷出阿茲海默症（Alzheimer's disease）與失智症（Dementia）。他的孫子說：「爺爺除了很多事情都不記得外，最糟糕的是，他現在只要一出門，就會忘了要怎麼回家。」

所以，他們現在都很擔心爺爺自己一個人跑出去，隨時都要有人陪在他旁邊才行。

失智症與健忘如何區分？

一個人隨著年紀變大，偶爾的健忘是難免的，但是健忘要怎麼與病態性的失智作區別？一般而言，**健忘雖然會忘記某件事情，但是在提醒後會「回想起來」，而失智症則會把以前親身體驗過的人、事、時、地、物「完全忘記」，即使給予提示，還是沒有辦法回想起來**。

所以失智症的病人會忘記自己所熟悉的技能，有時甚至會想不出合適的語彙來表達自己的想法，只能反覆述說同樣的事情，或是問同樣的問題。

失智症除了會以記憶力的衰退來表現，也會伴隨抽象與思考能力的減退，例如計算與語言能力，連帶的，會引起認知障礙與行為的變化，如妄想（Delusion）、錯認（Misidentification）、幻覺（Hallucination）、行為問題（Behavior Disorder），或憂鬱症（Depression）的產生。

就「妄想」而言，失智症的病人常常會幻想有人要害他，要偷他的東西，甚至會擔心自己被遺棄。

而「錯認」則是忘記以往自己所熟悉的事情，有時甚至會把夢境，或電視上的劇情與真實生活搞混在一起。

至於「幻覺」，則是會看到不存在的東西、聽到奇怪的聲響，或聞到特別的味道，對於感官上的體認，也會與一般人不一樣。

失智症的病人會因為這些「抽象」與「認知」上的改變，而產生「行為的變化」，有時甚至會認不得自己的家人，把親人當作壞人來攻擊，外出後，也忘記要怎麼回家。這些都是失智症特有的行為，一般常見的健忘，並不會出現上面的情況。

至於憂鬱症，目前發現**失智症的患者常常會發生憂鬱症**。高達百分之五十二點二的失智症患者，可能會同時併發憂鬱症的產生，而且憂鬱的程度越高，認知能力衰退的情況也越嚴重。

失智症的發生原因

造成失智症的原因很多，以疾病而言，阿茲海默症、巴金森症（Parkinsonism）、腦神經退化、高血壓、糖尿病、高血脂、梅毒、甲狀腺功能低下、中風、頭部外傷、肝腎功能出現問題，都有可能會引發失智症。

在營養素上，**維生素B_{12}或葉酸的缺乏，也被認為與失智症的產生有關**。

另外，在生活型態上，如**酗酒與抽菸，也被證實會引起失智症**。而且抽菸對於男性的影響更為明顯。目前發現有抽菸習慣的中年男性，無論是在認知或表達能力，整體的表現，都比沒有抽菸習慣的男性來得差。

但是，如果能夠戒菸超過十年，這種由抽菸所造成的失智，就不會表現得那麼明顯。

如何預防失智症？

在門診，我常常會被問到一個問題，就是失智症會不會遺傳。特別是家中有長輩罹患失智症的家屬，每次來門診一定會問我這個問題。他們都很擔心自己老了以後，會不會與親人一樣，什麼事都記不得了。

究竟基因會不會影響失智症？失智症會不會遺傳呢？

除了剛剛提到有些導致失智症的疾病會遺傳，目前也發現某些特殊的基因會影響我們的智力與記憶力。例如APOE4這個基因序列，就被認為與失智症的產生有關。如果家族帶有APOE4這個基因，那麼，就有較高的風險會發生失智症。

另外，基因的表現也會受到年齡的影響。當年紀越大，身體越沒有辦法去調控，並且抑制「負面」基因的表現，這時負面基因所帶來的記憶力衰退就會更加明顯。

但是不解釋還好，家屬一聽到失智症「有可能」會遺傳，聽完後，往往就更緊張了。於是他們會再問我，那麼，這樣要怎麼辦？難道「命中注定」老了一定會失智嗎？有沒有什麼方法可以避免？或可以做些什麼來提早預防？

瑞典從一九六八至二〇〇五年，收集十八歲年輕人的心臟功能、體能表現與認知能力，並且追蹤這些年輕人在四十幾年後的狀況，他們發現**十八歲時的心臟功能、體能表現與認知能力，與往後是否會發生「早發性失智症」有關，所以如果能「盡早」養成運動的習慣，訓練心臟功能，並且持續學習新的知識與技能，如閱讀書籍，都可以降低年老時產生失智症的風險**。

之前的研究，也發現「學習新的語言」可以增加腦內神經元的連接突觸，而且學習新的語言與技能、增強體能，或參加社交活動，都被證實可以減少老年時發生失智症的機會。

雖然年長者的學習能力不像年輕人那麼強，但是目前發現，對於年長者，有動機、有條理、有組織，而且系統性的學習新的事物，對於失智症的治療是很有幫助的。

【張醫師暖心提醒】

社交活動與腦力遊戲除了可以防止老年失智，也可以把憂鬱症擋在門外，所以，如果想要防止「命中注定的失智」，最有效的方法是運動、增加社交活動，再加上活到老，學到老，這樣一來，就可以把罹患失智症的機會降到最低。

失智症一開始可能只有「記憶力衰退」，常常會忘東忘西，但是忘記的事項會越來越多，發生的頻率也越頻繁。

一開始，或許可以經由別人的提醒而想起忘記的事，但是到最後，會「完全忘記」自己所熟悉的事物，所以會對自己原本的工作與技能感到陌生，漸漸的，會搞不清楚時間、日期與地點，連帶的，連自己的親人也會認不得。這使得**判斷力與警覺性也會受到影響**，如過馬路不看紅綠燈與斑馬線。

有些人則是抽象思考能力有所改變，如沒有辦法操作電器、提款機，或看不懂指標，甚至會影響邏輯能力，例如把不相干的物品擺在一起，或在床上放置臉盆、在浴室擺放鍋子等，會做出讓人匪夷所思的事。

在情緒的表現上，有些人會暴躁易怒、疑東疑西、焦躁不安，甚至攻擊別人。但是，有些人則會表現出「退縮的負面情緒」，比如沉默寡言、突然大哭，或對很多事情不感興趣。同時也會出現重複的行為與言語，忘了自己曾經做過，或說過的事。

所以失智症的患者會覺得身邊的親人是「陌生人」，不認得自己的家人，家人也會傷心難過他們的轉變。對病人與家人來說，站在眼前的親人，再也不是原本的他了！

照顧失智症患者，需要全家一起來

失智症的病人需要隨時有人在他們身邊。如果沒有人在他們的身旁陪伴，他們的生活會一團亂，而且家人的支持與陪伴，也是維持失智者生活的最大動力。

親人的陪伴，除了可以「降低」失智症的「嚴重程度」，也可以安撫失智者的情緒，減少發生憂鬱症的機會。

但是，一整天二十四小時不眠不休的陪伴，往往是照顧者最大的壓力來源。

所以照顧者必須有一個觀念，**失智症患者本身對於自己的異常行為並不知道，也就是他們不會有「病識感」，所以需要付出更大的心力與耐力，才能照顧他們，因此照顧失智症的親人，需要全家人的支持**。

單憑一個人的力量是沒有辦法承擔起照顧的責任，需要全家一起動起來。大家一起分擔與合作，才有可能長期走下去。

如何照顧失智症患者？

• **溝通**

與失智症的病人溝通時，可以先用簡單的語彙，而且是他所熟悉的方式，來讓他理解你的意思，並且同時觀察他的「肢體動作」來了解他的回應。

語氣盡量輕和，避免與他正面爭吵。

不要批評他的「妄想」，或「指責」他所表達的意思是錯的。

盡量使用他們所熟悉的事物，與他們溝通。

• 生活作息與居住環境

在生活起居上，如果失智的長輩忘記已經吃過餐點，還想要吃東西時，可以使用**「少量多餐」的方式**來安撫他。

或可以**製作放大字體的「生活作息表」**，由他自行勾選已經做過的事項，提醒他已經吃過飯，也刷完牙了，來幫助他維持正常的生活作息。

另外，可以**在房間裡擺放家人的照片，提醒他照片裡的人物與他的關係**。

鼓勵他做些簡單的運動，或需要使用腦力的活動，例如看報紙、閱讀雜誌與書籍、下棋、打麻將，或玩撲克牌。

也可以鼓勵他自己處理簡單的事物，例如清洗衣物。

在**與他們溝通時間的觀念時，可以使用大字體的時鐘**。

另外，也要**讓他們佩戴有個人資料的卡片、項鍊，或手鍊，以避免他們突然自行外**

【張醫師暖心提醒】

在照顧失智症患者時，萬一真的覺得太累，沒有辦法做下去，請記得尋求社會資源的協助，例如社會局、社工等，或與家人討論，該如何分工或分擔。另外，也要留一點空間與時間給自己，讓自己能稍微喘息一下，才不會彈性疲乏。

出走失了。

而在居住環境上，房間的燈光與照明要充足，並且**把他常用的生活物品固定放在有顏色，或有圖案的籃子內，以方便他們記憶與尋找**。

• 飲食部分

可以**多多攝取具有保護腦血管的營養素，例如維生素B群與葉酸**。維生素B群與葉酸可以降低代謝蛋白質時產生的中間產物——同半胱胺酸（Homocysteine），有助於保護腦血管。

而維生素A、C、E則是可以降低體內的自由基，對於保護失智症患者的腦血管也是有幫助的。

另外，富含蔬果、堅果、橄欖油與魚類的「地中海飲食」，對於保護失智者的腦血管也有幫助。

• 配戴適當的「眼鏡」與「助聽器」

之前有一項研究，當研究員使用一些方法，暫時干擾年輕受試者的「視覺」與「聽覺」。研究員發現當受試者的視覺與聽覺受到干擾時，即使是年輕人，記憶力也會受到影響。所以年紀越大，記憶力變差，有可能與視覺與聽覺的敏感度降低有關。

因此，**當長輩們「看不清楚」或「聽不清楚」時，一般人常常會以為這只是正常的老化過程，而忽略掉「耳不聰，目不明」也會與失智症的產生有關**，所以配戴適當度數的眼鏡與助聽器，對於防止失智症的惡化，也是有幫助的。

五個至少有一個，深受糖尿病困擾

——糖尿病

彭伯伯因為擔心使用針劑的胰島素來控制血糖，藥量會越用越強，到最後會一輩子都離不開打針，所以堅持不用，但卻換來必須截肢的代價。

我在門診單上看見一個老病人的名字，但是他已經有一陣子沒來我的門診。當我正在猜想他為什麼消失，又突然出現時，他已經來到診間，可是他怎麼坐在輪椅上呢？

我很意外，問了彭伯伯為什麼要坐輪椅。彭伯伯笑了笑，他把蓋在腿上的毯子移開，我才發現彭伯伯的左腳少了一截。

彭伯伯說：「前一陣子因為壞死性筋膜炎（Necrotizing Fasciitis），反反覆覆住院了好幾次，最後為了保命，左腳就被截肢了！」

關於糖尿病，極為錯誤的觀念

彭伯伯本身罹患心臟病，還有糖尿病，之前為了控制他的高血糖，我陸陸續續換了很多種藥，同時也使用多種降血糖藥物來幫他治療。有些藥物甚至都已經使用到最高劑量了，但是他的血糖一直沒有辦法用口服血糖藥控制得很理想。

後來我建議他施打胰島素，可是他**擔心使用針劑的胰島素來控制血糖，藥量會越用越強，到最後會一輩子都離不開打針**。

其實，這個觀念是錯的，所以我在門診花了很多時間，勸了他很多次，還再三對他保證，他的顧慮是沒有必要的。但他還是堅持只用口服降血糖藥物。

後來我幫他轉診到新陳代謝科，看看代謝科的醫師能否幫他調整血糖藥，但是後續追蹤彭伯伯的抽血資料時，我發現他的血糖還是起起伏伏，一直控制不好。

糖尿病與癌症的發生有關

糖尿病是很常見的疾病，它的產生與遺傳、懷孕、藥物、飲食、生活型態或肥胖有很密切的關係。

通常成年型糖尿病會在五十五歲以上發病，而且**大約有百分之二十的人到七十歲之**

前，都會罹患成年型糖尿病，所以五位長輩裡，至少有一位有糖尿病的困擾！

糖尿病也與許多長輩們常見的疾病，如高血壓、心臟病或腦中風的產生有關，最近也發現糖尿病與感染、癌症，還有生理機能的退化有關，甚至年紀大於七十歲的長輩的住院率與死亡率，也與糖尿病有密切的關聯，所以**糖尿病如果沒有控制得當，會對年長者的身體健康有很大的影響**。

空腹血糖檢測，可以確認是否有糖尿病

糖尿病初期的症狀並不明顯，所以一開始並不容易察覺，但還是有一些蛛絲馬跡可尋，例如容易覺得餓、口渴，還有尿量變多，也就是所謂的三多。

換句話說，就是**吃多、喝多、尿多。如果有這些症狀，就要小心糖尿病可能已經找上門**，需要去醫院做「空腹血糖檢測」，確認是否真的有糖尿病。

為什麼糖尿病的病人會出現這三多？因為食物被消化成葡萄糖後，會經由胰島素的幫忙進入細胞內，轉變成能量，或儲存在肌肉、肝臟以及脂肪中。

但是，糖尿病的患者因為胰島素的「分泌量不足」，或對胰島素的「敏感度不佳」，所以在進食後，血中的葡萄糖沒有辦法進入細胞內，葡萄糖濃度就會飆高，然後這些多餘的血糖就會經由尿液排出體外。

當吃進去的食物不能被身體充分利用時，這時病人就會感到肚子餓，想要吃更多東西來補充能量，再加上病人排出的尿液含有高濃度的糖分，所以是屬於高滲透壓的液

體，當身體在排出這些高滲透壓的尿液時，也會同時流失大量的水分與電解質，所以糖尿病的患者常常會覺得口渴與尿量變多。

這種情況在反覆經過一段時間後，病人就會感到疲倦、手腳麻痺、視力模糊，或體重減輕。

前文提到，糖尿病的患者在進食後，血糖的濃度會飆高，但是高血糖對於身體會有什麼不良的影響？每次我去超市經過排滿糖醃水果罐頭的陳列架時，我都會想到糖尿病。

當血糖濃度飆高到身體所不能負擔的程度時，身體內的器官就好像被浸泡在高濃度的糖水內，早晚一定會出問題，這個道理應該很容易理解。

一般來說，糖尿病所造成的併發症會表現在許多器官裡，如腦中風、視網膜病變、心臟病、腎病變、下肢血管阻塞與神經病變等。

假如家中有長輩罹患糖尿病，我們可以如何幫助他們。

•飲食

在醣類部分，**盡量選擇「膳食纖維」含量高的「全穀類食物」**，如糙米與燕麥，這類全穀類食物可以減緩醣類的吸收。

在食物的調理上，**盡量採用清蒸或水煮的方式烹調**。

在調味上，則**以少油、少鹽與少糖為原則**。

假如平常就有喝酒的習慣，**一定一定要戒酒**。

你可以想像，當器官長期浸泡在含有酒精與糖水的血液內會變成什麼樣子，到最後應該會與蘭姆葡萄一樣，鼓鼓脹脹又甜甜的，很難不出事。

• 減重與運動

減輕體重與運動除了有助於血糖的控制，也可以改善高血脂、高血壓、末梢血液循環，並且緩和手腳冰冷與麻木等糖尿病常見的症狀。

另外，有氧運動也可以增進肌肉對於氧氣的有效使用量，所以在運動的選擇上，可以盡量選擇如慢跑、游泳、騎腳踏車（健身房的飛輪）等有氧運動。

目前的研究認為，糖尿病的病人如果能夠維持運動的習慣，除了可以改善他們的生理機能，也可以減少糖尿病後續所造成的危害。

糖尿病的病人在運動「前」與「後」，請記得攝取適量的食物。特別是運動時，要記得攜帶糖果、餅乾或含糖飲料。

萬一在運動時，發生頭暈、手抖、冒冷汗、無力、心跳變快，或嘴唇發麻等「低血糖」症狀時，都可以趕快補充。

【張醫師暖心提醒】

雖然我很鼓勵糖尿病病人運動，但是糖尿病患者千萬不要獨自一個人跑去運動。因為若周遭都沒有人，發生低血糖暈倒時，可能都沒有人可以幫忙。另外，運動時，要穿著有厚墊的鞋子與襪子。妥善的保護好足部，避免雙腳在運動時受傷。

如果可以，**記得把印有糖尿病的識別貼紙，貼在證件上**。

• 規則的使用藥物

無論是口服的降血糖藥物，或注射用的胰島素，都要按照醫囑，規則用藥，千萬不要有胰島素會越用越強的誤解。**「只有放任自己的血糖不受控制，藥物才會越用越強。」**

彭伯伯最後左小腿會被截肢，就是因為光靠口服的降血糖藥物，並沒有辦法把他的血糖控制下來。

當血液裡充滿了高濃度的糖，造成血管發炎，再加上肢體末端傷口感染，才會從「蜂窩性組織炎」演變成「壞死性筋膜炎」，到最後感染沒有辦法控制，才需要接受截肢手術。

而且像彭伯伯這樣到最後使用很多種口服的降血糖藥物，有時一天要吃三至四種降血糖藥，再加上高血壓的藥，還有其他慢性病的藥，每一餐下來，需要服用的藥量實在很可觀，「光是吃藥就飽了」，所以彭伯伯可能也沒有乖乖的配合吃藥。

與其這樣，**不如把口服的降血糖藥物，改成用打的胰島素，不但可以降低降血糖藥物的副作用，也可以不用吃那麼多種藥**。

另外，每一種降血糖藥物的副作用都不一樣，所以在使用藥品後，若發生水腫、低血糖、腹脹、放屁、腸胃不適或過敏等副作用時，都要趕緊回門診與醫師討論，並且調整藥物的種類與劑量。

糖尿病的藥物品項有好幾十種，絕對可以找到適合長輩體質的用藥。

另外，**在使用降血糖藥物時，可以每週在家量測三餐飯前與睡前的空腹血糖。**假如血糖變化很大，就需要每天測量，並且讓醫師來幫忙調整藥物的劑量與頻率。

研究也發現，**年長的糖尿病人如果沒有配合醫囑，並且妥善的使用降血糖藥物，就很容易發生意外，而成為急診與加護病房的常客。**

・留意四肢是否有不易癒合的傷口

由於血管硬化、血液循環不良與神經病變的關係，糖尿病的病人很容易有感覺麻痺的問題，也就是「感覺不靈敏」，有時甚至在受傷後，也沒有感覺。

這種情況很危險，有時一不小心，傷口就會嚴重感染與發炎，甚至與彭伯伯一樣，需要截肢，才能把感染控制下來。

如果傷口有紅熱腫痛、化膿或癒合太慢的情況時，一定要趕緊找醫生處理，才能避免「小小的傷口」造成「大大的危害」！

【張醫師暖心提醒】

糖尿病患者在修剪指甲時，請特別留意，不要剪得太深或太短，也要避免剪傷指甲周圍的皮膚。
假如皮膚太乾燥，可以隨時塗凡士林或乳液，滋潤皮膚，這樣也可以減少皮膚刮傷的機會。
洗澡時，也要注意水溫是否太熱，以避免燙傷。

・不只「高血糖」，也要留意是否有「低血糖」的症狀

「低血糖」很容易發生在年長的糖尿病患身上，這是因為年長者通常會罹患好幾種慢性疾病，另外，生理機能與代謝機能的衰退，也會讓他們對於降血糖藥物更為敏感，所以有較高的機會發生低血糖的情況。

糖尿病的患者，除了可能發生低血糖外，也可能會有「高血糖」的情況產生。當病人攝取過量的食物、自行停藥、感染、壓力過大或腦中風，都有可能會產生血糖過高的情況。

這時，他們會感到噁心、嘔吐、腹痛、心跳快速與呼吸急促，而且皮膚摸起來通常都是「乾乾的」，嚴重者，甚至會意識不清與昏迷。

當懷疑有高血糖的情況產生時，**可以先幫長輩們用血糖機檢驗血糖，然後讓他們喝些水，降低血糖的濃度，再趕緊送醫治療**。

一發生，往往讓人馬上致命的疾病

——心肌梗塞

急性心肌梗塞的病人「死亡率很高」，而且就算心導管手術順利，也不代表病人出院後會完全沒事。

某次值班時，我被通知有一名心肌梗塞的病人住院。這名病人是一位阿伯，阿伯平常就有飼養賽鴿的嗜好，為什麼我會知道阿伯有這樣的嗜好，因為阿伯一進加護病房，就大聲嚷嚷：「我不要住院，我不要住院，要比賽了！我要回家！」

雖然阿伯的老婆、兒子、孫子都紛紛好言相勸，想要阿伯留在醫院治療，並且讓阿伯接受心導管手術，但阿伯還是很執著，他堅持要出院。

後來跟阿伯聊過後，才知道當天就是賽鴿的日子，所以阿伯才一心一意急著出院。

最後拗不過阿伯要求，跟阿伯的家屬交代有哪些事要注意後，只好讓阿伯辦理主動出院。

從死神手中撿回一條命

但是阿伯在辦好出院手續，才剛走到醫院門口，他就感到「劇烈的胸口痛」，而且痛到冷汗直流，連站都站不穩，家屬只好趕緊把阿伯再推回急診室，並且讓阿伯接受緊急心導管手術。

在手術過程中，我發現阿伯的冠狀動脈有一整段被血塊塞住了，被塞住的血管下面完全沒有血流。

塞得這麼嚴重，難怪阿伯痛到差點暈倒。手術後，阿伯再度被送回加護病房，繼續接受治療。

隔天，我對阿伯說：「昨天的心導管手術很成功，好好休養後就可以出院了。」

阿伯無奈，嘆了一口氣說：「是啊，因為比賽早就結束了啊！」

這位阿伯雖然在狀況外，不曉得心肌梗塞的嚴重性，但是他的運氣實在很好，從死神手中撿回一條命，雖然他沒有機會參加這次的賽鴿比賽，但如果預後不錯，往後還有好幾十年的時間，他可以繼續參加賽鴿比賽。

身為心臟科與重症專科醫師，我常常會遇到急性心肌梗塞的病人。很多人在病發時，都是突然大叫一聲，然後就暈倒在地上，最後經由急救被送到醫院。

這些病人在接受心導管手術時，大多可以發現他們的冠狀動脈（Coronary Artery）被血塊塞住了。

由於冠狀動脈是供應心臟血流的血管，冠狀動脈如果被塞住，病人的心臟就會缺少血流的供給，心臟就會缺血壞死。

這些壞死的心臟組織就算在心導管手術後，也有可能會引發心臟壁破裂、心臟瓣膜破裂、心室中膈破裂、心律不整、心臟衰竭、肺水腫與肺炎等併發症，而任何一項併發症都有可能讓病人的病情急遽惡化，有些人甚至會撐不到出院。

所以急性心肌梗塞的病人「死亡率很高」，而且**就算心導管手術順利**，也不代表病人出院後會完全沒事，**還需要好好的吃藥，避免上述併發症的產生，並且持續接受「心臟復健」，才有可能慢慢把心臟調養好**。

所以心肌梗塞，知道的人會了解它的恐怖，不曉得的人，以為發病時只要送來醫院做心導管就好了。

他們完全沒有想到心肌梗塞本身就會讓人馬上致命，而且後續的併發症也不容輕忽。

由於心肌梗塞是冠狀動脈被塞住所引起，所以要避免心肌梗塞找上門，我們可以先了解有哪些情況會增加冠狀動脈塞住的風險。

在心臟科，我們把冠狀動脈塞住稱為冠狀動脈疾病（Coronary Artery Disease）。目前已經知道年紀、糖尿病、高血壓、高血脂、家族史（直系血親曾經罹患冠狀動脈疾病）、停經後的女性、超過七十歲的男性，或有抽菸習慣，都是冠狀動脈疾病的危險因子。

另外，心肌梗塞也有好發的季節。根據香港所做的研究，**年長者在「冬季」發生心肌梗塞的機會不但比夏季還高，而且在冬季發病時所需要住院的時間，也比夏季還來得長**。所以心臟科醫師通常都不會選擇冬季去度假，因為冬天其實是我們一年中最忙碌的季節。

雖然心肌梗塞好發於年長者，但是**目前心肌梗塞發生的年齡開始有下降的趨勢**。我自己也觀察到有好幾名三十幾歲的年輕人，因為心肌梗塞而被送入加護病房。

年輕人的心因性猝死（Sudden Cardiac Death）除了遺傳疾病外，有很多都與冠狀動脈疾病有關。

會影響年輕人罹患冠狀動脈疾病的原因，大多數是體重過重與高血脂，所以冠狀動脈疾病這幾年已經是「老少不咸宜」的疾病了。就連在日本，這幾年也發現冠狀動脈疾病有越來越多的趨勢，或許這與都市化的生活、缺乏運動、西化的飲食有關。

冠狀動脈有問題的病人，通常在走路、慢跑、打球，甚至爬樓梯時，會感到胸口悶悶痛痛，而這種悶痛、不舒服的感覺就像「有一塊石頭壓在心頭上」。

雖然會感到胸口痛，但是卻沒有辦法明確的指出是哪個點特別的痛。這種疼痛的感覺，通常被稱為心絞痛（Angina）。

當冠狀動脈狹窄的情況變得更嚴重時，一旦血管壁的粥狀斑塊（Atherosclerotic Plaque）破裂，就會引發凝血功能反應，產生更多的血塊，整個場景就與滾雪球一樣。

這些「突然產生的血栓」就會堵在冠狀動脈的狹窄處，接下來缺乏血液供給的心臟組織就會缺血與壞死，導致急性心肌梗塞的發生。

急性心肌梗塞發生時，病人會覺得非常非常的痛，疼痛的程度會與之前的胸口痛不一樣，有的時候，疼痛的時間會超過三十分鐘。有些人疼痛的感覺，也會延伸到下顎、脖子與左手臂。

另外，有些人會感到手臂麻麻，胸口冒冷汗，甚至噁心與嘔吐。這些症狀都會讓病人很明顯感受到事情很嚴重，不去醫院不行了。

但在**去醫院前，如果家裡有「舌下含片」，就是俗稱的「救心」，可以趕緊在舌頭下含一顆含片，並且趕緊就醫。**

舌下含片的成分是硝化甘油（Nitroglycerin，NTG），硝化甘油可以讓冠狀動脈擴張，血液就可以從血栓旁邊的縫隙流到下游的血管去，就算是涓涓細流，也會在到達醫院前有點幫助。

冠狀動脈疾病，如同不定時炸彈

對於疑似患有冠狀動脈疾病的病人，我會在門診安排一系列的檢查，如心臟超音波、運動心電圖、核子醫學掃描（Thallium Scan），或電腦斷層等非侵入性的檢查，決定病人需不需要接受進一步的心導管手術。

目前針對年長者做的研究，發現核子醫學掃描對於冠狀動脈疾病的診斷率很高，所以如果檢查出來有問題，而且病人本身的症狀又很明顯，**通常，我會建議病人還是接受心導管手術**。

早點把「不定時炸彈」拆除，大家也比較放心。

但是，有些病人的冠狀動脈實在是鈣化太嚴重、太過扭曲或塞得太嚴重，這時，心臟科醫師就會與外科醫師討論，是否要讓病人接受冠狀動脈繞道手術（Coronary Artery Bypass Graft，CABG）。

冠狀動脈疾病在治療完後，大部分的人預後都不錯。但是年齡與性別會影響預後的程度，**年紀較輕的女性，例如十八至四十九歲，如果罹患心肌梗塞，她們的預後不但比男性差，死亡率也會比較高**。

【張醫師暖心提醒】

如果家中的長輩疑似有冠狀動脈疾病，最好還是把「舌下含片」（俗稱「救心」）隨身攜帶。在危急時，就可以用上。

另外，年紀越大的長輩罹患心肌梗塞，預後也會比較差。如果以六十五至七十四歲作為比較基準，目前發現七十五至八十四歲的死亡率是六十五至七十四歲的一點四六倍，而八十五歲以上的死亡率則是六十五至七十四歲的一點七八倍。

如何避免心肌梗塞？

如果家中長輩已經被診斷出冠狀動脈疾病，或已經接受過心導管手術治療，該如何保養他們的心臟？在飲食與生活習慣上，又該如何調整？

• 控制好危險因子

讓我們回顧剛剛所提的冠狀動脈危險因子，你會發現，年齡是沒有辦法控制的，性別沒有辦法選擇，家族史也是命中注定，女性什麼時候停經也是老天爺說了算，只有「三高」，也就是高血糖、高血壓與高血脂，「抽菸」與「生活習慣」可以自己稍微作主，所以對於心臟的保養，很明顯就是要從這些地方著手。

• 把「三高」控制好

對於有冠狀動脈疾病，又有三高問題，即高血糖、高血壓與高血脂的病人，很明顯的，**三高是造成冠狀動脈疾病的罪魁禍首**，所以好好的減肥、每天量測血壓與血糖、規則的服藥，定期回診，讓醫師檢測身體的狀況，就是幫自己很大的忙。

而且要做到這些並不難（只有減肥稍微有點難度）。**如果能夠把三高控制好，對於遠離心臟病的威脅，就是跨出一大步了**。

•飲食

在之前的章節，我們曾提到減肥時，要少吃甜甜圈，其實，只要具備與甜甜圈一樣特點的食物，都應該忌口，也就是**盡量避免太油、太甜，以及油炸類的食物**。

•戒菸

戒菸實在很重要，特別是對於那些年紀輕輕，例如小於四十歲就罹患冠狀動脈疾病，並且接受心導管手術的病人而言，影響他們預後的成果有抽菸及心臟功能（通常醫師會藉由心臟超音波檢查所提供的「心臟收縮率」〔Left Ventricular Ejection Fraction，LVEF〕來評估病人的心臟功能還剩下多少）。

有抽菸習慣的病人，或者是心臟收縮率小於百分之十五的病人，就算接受心導管手術治療，預後都很差，所以有抽菸習慣的長輩，在罹患心臟病後，為了他們好，還是找個機會與他們溝通，讓他們知道家人的擔憂，並且陪同他們找醫師戒菸。

•保養支架

至於已經接受心導管手術，並且有安裝心臟支架的病人，要怎麼保養那些昂貴，「保命用」的小小支架呢？**只要規則而且持續的服用心臟醫師所開的抗血小板藥物，再把三高控制好**，就可以了。

對於已經置放支架的病人，醫師通常會同時給予兩種抗血小板藥物（Daul-Anti-Platelet Medication），以避免支架內再度發生狹窄。

另外，就剛剛提到的三高，目前已經證實三高會與支架置放術的預後有密切的關聯，所以接受支架置放的病人，一定要好好的把三高控制好。

•心臟復健

心臟復健對於經歷過心肌梗塞的病人，特別重要，這是因為心肌梗塞很容易造成心臟衰竭。

對於這些病人，太激烈的運動不行，但是太輕鬆，也達不到效果，所以**需要復健科醫師幫忙擬定個人化的復健運動**，才能在心肌梗塞後強化心臟功能。

突然倒下後，就醒不來？
——腦中風

假如能在「中風發生後三小時內」送達醫院，在經過神經科醫師評估後，有些病人可以接受「血栓溶解劑」的治療。

但並不是所有腦中風患者都適用使用血栓溶解劑，這是需要釐清的迷思。

「醫師，你跟我說他會不會好起來？」眼前的中年婦女一看到我，就急切的問。

躺在床上的是洪爺爺，也是她的父親，因為在家突然暈倒而被送來醫院。

我對她說明了她父親的病情，她聽了後，嗚咽的說：「醫師，你的意思是我爸爸他有可能會醒不過來對不對？有沒有什麼藥物健保不給付？我都願意付，沒有關係，只要他能夠醒過來，能夠用的藥物都用，好不好？」

洪爺爺另一個女兒也心急的問：「我聽說有通血管的藥，你們可以給我爸爸用嗎？」

看到她們這麼焦急，我只好請她們先到會議室坐下，等她們情緒稍微穩定，我再對她們詳細解說洪爺爺的病情。

洪爺爺是一名腦中風病人。他的女兒說，洪爺爺一開始只是覺得頭暈暈的，有點想吐，洪爺爺心想只是小感冒而已，就先拿家裡的止痛藥吃一吃。但是洗澡洗到一半，洪爺爺就突然暈倒在浴室內。

洪爺爺被送到醫院後，急診室醫師為洪爺爺安排腦部電腦斷層，並請神經科醫師會診後，發現洪爺爺的中腦動脈區域有很大片中風，而且血壓與血糖都很高，所以就將洪爺爺送來加護病房治療。

年紀越大，越容易發生腦中風

大腦大部分是由神經元所構成，這些神經元會經由樹突，還有軸突交叉傳遞訊息，並且協調身體內各個器官的運作，所以我們可以把大腦想成是一台構造很精密的電腦主機。

此外，大腦裡也布滿密密麻麻的血管，這些血管除了可以供給養分給我們的腦細胞外，也負責排除腦部廢物的功能。

換句話說，「腦血管」是大腦的「電線」，一旦這些血管受損，如被血栓塞住，或破裂出血，大腦的神經元也會因為缺乏養分的供給而缺氧壞死，假如壞死的部分過多，就會發生腦壓增高，或腦出血，連帶引起很多後遺症。

造成腦中風最主要的原因，常常是因為血管的「硬化」與「狹窄」，假如這時體內剛好有「血栓」形成，就會造成腦中風。

那麼，有哪些情況會造成血管硬化與狹窄？前面章節所提到的三高，也就是高血糖、高血壓、高血脂，都會造成血管硬化與狹窄，而心律不整、瓣膜性心臟病、心臟衰竭、感染與凝血功能異常則會誘發血栓的形成。有了血管狹窄，再加上過多的血栓就會導致腦中風的產生。

另外，「老化」也會與腦中風的產生有關，目前發現「年齡」除了是腦中風的危險因子外，也會影響腦中風的預後。

而年齡越大的病人，除了很容易發生腦中風外，在住院的過程中，也容易發生較多的併發症，預後也比較不好。例如**年齡大於六十五歲的患者很容易在中風時，併發消化道出血與泌尿道感染，預後也比較差**。

腦中風，往往在沒有任何預期的情況下發生

通常腦中風都是在睡夢中，或將近清晨的時候發生，而且病情的進展很快，由於是在「沒有任何預期的情況下發生」，所以家人沒有心理準備，也很難接受這件事情的發生。

腦中風常見的表現有頭暈，並且會伴隨著劇烈的頭痛而感到天旋地轉、突然看不清楚或視野有缺損、臉歪嘴斜、肢體無力，或感覺麻木、講話突然大舌頭，吞吞吐吐的說不出話來、吞嚥困難或意識不清楚。

如果有上述這些情況發生，不管症狀多輕、多重，都要趕緊送醫治療。

不是所有腦中風患者，都適用血栓溶解劑治療

假如能夠在「中風發生後的三小時內」就送達醫院，在經過神經科醫師評估後，有些病人可以接受「血栓溶解劑」的治療，也就是洪爺爺女兒所說的「通血管的藥」。

運氣好的病人在治療後預後都不錯，有些甚至沒有什麼後遺症，與中風前沒兩樣。與地廣人稀的美國比起來，台灣在血栓溶解劑的治療與使用上做得真的是不錯，這算是住在台灣的福氣。

但是**血栓溶解劑是「兩面刃」，有它的好處，也有它的壞處**。有些人在使用後會發生顱內大出血，因此並不是所有腦中風的患者都適合使用血栓溶解劑來治療，這是一般人不了解的地方，所以需要特別釐清。

目前的研究發現，**年齡也會與血栓溶解劑的療效有關係**。與年紀稍長的族群，例如五十一至八十歲的患者相比，血栓溶解劑如果使用在十八至五十歲的年輕人身上，其好處會遠大於藥物所帶來的併發症。

所以當腦中風的病人被送來醫院後，神經科醫師會依照患者發病的時間與年齡、病史、血壓、血糖、理學檢查、影像學檢查、抽血檢查、之前服用的藥物，還有病人的NIHSS（National Institutes of Health Stroke Scale）分數，來決定患者是否適合接受血栓溶解劑的治療。

另外，也可以根據NIHSS的分數來預測患者的預後好不好。一般來說，NIHSS的分數如果小於六分，患者的預後會比較好，但是假如NIHSS的分數超過十六分，患者的預後通常都很不理想，死亡率也很高。

如何預防腦中風？

要預防腦中風的發生，可以先從能夠控制的部分著手。首先，就是**好好的控制血壓、血糖與血脂**。

定期量測這些指標，可以對長輩的身體狀況更為了解，也才能照顧好他們的健康。

生活方式的改變會不會改變腦中風發生的機率？答案是肯定的。

一項追蹤十三年七個月的研究發現，**如果控制體重在理想範圍、減少抽菸與喝酒、養成運動習慣與增加蔬果的攝取，這些生活型態的改變，都可以明顯降低腦中風發生的機率**。其實，就算是小小的改變，長期累積下來的效果，也是相當可觀的。

另外，針對腦中風的高危險群，或家中已經有罹患腦中風的長者，還有一些小細節可以多加留意，以下是我最常被病人問到的問題。

• 血壓的控制

如果本身已經有高血壓，**我會建議他們在早餐前與晚餐前，選擇一個固定的時間，每天量測自己的血壓，並且記錄下來。**

一般來說，在使用藥物的情況下，我會希望把血壓控制在一百四十／九十mmHg以下，假如病人同時有高血壓與糖尿病，則會希望把血壓控制在一百三十／八十mmHg以下。

• 飲食的選擇

減少過甜、過鹹、過油，與醃製類食物，也就是吃清淡一點。

在肉類的選擇上，可以選擇ω-3（Omega-3）含量比較高的魚類，例如鮭魚與秋刀魚，這是因為**ω-3吃了會「護心與顧腦」**，所以富含ω-3的魚類是很好的蛋白質與脂肪酸來源。

而在醣類的攝取上，可以選擇膳食纖維含量較高的蔬菜與全穀類食物。

• 罹患心房顫動的病人要注意的事

由於心房顫動（Atrial Fibrillation）的病人很容易併發腦中風的後遺症，所以醫師通常會開立「抗血小板藥」，或「抗凝血藥」讓他們服用，以預防腦中風的產生。但是**有些抗凝血劑需要定期抽血，以確定藥物的劑量在安全範圍內**。

所以，假如在使用這些藥物時，發現身體有瘀青、牙齦出血、胃潰瘍或腸胃道出血的情況產生時，可以與醫師討論，並且調整藥物的劑量，或是使用替代性藥物。

除了藥物的使用外，目前也有最新的治療方式來避免心房顫動的患者發生腦中風，如左心房閉合器（Left Atrial Appendage Occluder，LAA Occluder）。

左心房閉合器的置放，除了可以替代藥物的使用外，臨床效果也優於抗凝血藥物，並且可以降低患者的死亡率。

• 頸動脈超音波的檢查

有些腦中風是因為「頸動脈狹窄」所造成的，而且頸動脈剛好在脖子的兩側，所以頸動脈狹窄可以經由頸動脈超音波檢查，而被早期發現。

因此，**對於腦中風的高危險族群，或曾經發生過腦中風的患者，我會建議他們接受頸動脈超音波的檢查**。

對於頸動脈狹窄大於百分之七十，或者曾經發生過腦中風，而且頸動脈狹窄大於百分之五十的病患，目前我們已經可以在狹窄的部位放置支架來治療，而這方面的治療，在台灣做得比歐美國家來得好。

• 注意保暖

腦中風最常發生在季節交替與天氣變化的時候，所以氣溫突然下降時，要特別留意家中長輩們的保暖，而且需要特別留意的是，不要讓他們太早出門運動。

很多心血管疾病的病人都是在天氣很冷的時候，一早就去外面運動，由於血管收縮，血壓升高，身體一時調適不過來，就很容易發生腦中風。

【張醫師暖心提醒】

長輩如果有運動習慣，對於健康往往是很有幫助，但是如果長輩已經有心血管疾病，卻在清晨很冷時，堅持去外面運動，這是非常危險的。

運動雖然重要，但是保護好自己的身體卻是更重要的。

• 萬一發生腦中風，怎麼做？

坊間有一些民俗療法常被用來治療腦中風，例如「指間放血」，但這除了很容易造成「感染」與「休克」外，也會延誤治療的黃金時間，所以假如發生腦中風時，最要緊的就是趕緊送醫。

另外，**長輩在腦中風出院後，除了規則的服藥，腦中風後的「復健」也很重要。**

雖然復健這條路很辛苦，而且短期內看不到明顯的成效，所以病人很容易在遇到挫折後就選擇放棄，可能情願整天癱在家裡，動也不動。

但是腦中風的病人在長期的「復健」與「肌力訓練」後，就算沒有辦法完全回復到中風前的狀態，多少可以改善癱側的肌力、減少肌肉萎縮、改善生活自理能力，甚至可以讓他們的心態更為積極，重拾往日對生活的信心等等，不過，這一切都需要家人的支持與陪伴，腦中風患者也才有力量，繼續努力走下去。

父母最容易自行停藥的疾病

——高血壓

醫師，我什麼時候可以不用吃藥？這是我常常會被高血壓病人問到的問題。很多長輩都很心急，在血壓平穩控制一段時間後，就想要降低藥物的使用，或直接省略掉幾顆藥不吃，但這樣做是很危險的。

有一次門診來了一名警官，他一進來就說：「我最近血壓很不穩定，忽高忽低。而且只要血壓一高，整顆頭就會變得暈暈重重，沒有辦法集中注意力，有時甚至痛到整顆頭像是要裂開一樣。」

細問之下，才知道他因為勤務增多，幾乎天天加班。我看了他自己做的血壓紀錄，確實高高低低，像坐雲霄飛車，特別是早上剛起床時，他的血壓特別的高，於是我先參考他之前的藥物來調整血壓藥。

由於他的配合度高，所以幾次回診後，他的血壓也逐漸穩定，終於可以控制在合理的範圍內。

「早上起床」後，血壓特別高

與這名警官一樣，我常常會遇到很多患者抱怨自己的血壓起伏不定，不好控制。特別是「早上起床」後，血壓會特別高。

像這種早晨起床血壓高的情況，我們稱之為Morning Surge。Surge就字面上來看是波濤洶湧的意思，所以Morning Surge就是描述病人早晨的血壓像「海中突然出現大浪一樣」，血壓遽然飆升。

Morning Surge形成的原因，是因為從睡夢中醒過來時，身體會喚醒交感神經系統，替我們一天的活動做準備，但是如果α交感神經系統過度活躍，就會讓血管快速收縮，身體如果來不及適應這種急遽變化，血壓就會飆升。

另外，如果**高血壓的患者在清晨出現Morning Surge這樣的情況，就要非常的小心，因為這樣的患者在凌晨的時候，發生心血管疾病的「意外」，也會比一般人還要來得高。**

針對這樣的病人，我除了調整他們的藥物外，**也會特別提醒他們，盡量減少在早晨的時候從事過度激烈的運動，避免急性心肌梗塞或腦中風的發生。**

在認知與日常生活的表現上退化

血壓就是血管壁承受血液流動時所產生的壓力，所以如果血壓控制不理想，就會讓血管內壁遭受「過度」的壓力而受到損傷。

長期下來，除了血管內壁會受到影響，也容易引起血管塞住或血管破裂，進而導致腦部（腦出血或腦中風）、眼睛（視網膜出血）、心臟（心肌梗塞）、大血管（主動脈瘤或腿部動脈阻塞）與腎臟（腎動脈破裂或腎衰竭）等重要器官的受損。

高血壓除了會造成器官實質上的病變，也會讓年長者在認知與日常生活的表現上發生退化。

一個人超過六十五歲以後，有超過三分之二以上的男性，以及四分之三以上的女性都會被高血壓糾纏，所以**高血壓「主動」找上門時，是不分男女的**。

我的病人常常問我，為什麼人老了，會有高血壓。**通常年紀大發生高血壓的原因，最主要是因為血管硬化所導致**。另外，協調壓力與負責反射的迷走神經退化，也是老了以後容易發生血壓波動的原因。

但是年輕人就不一樣了，年輕人的高血壓常常是因為甲狀腺功能異常、腦垂體腫瘤、腎上腺腫瘤、腎動脈狹窄、肥胖或懷孕所引起。

病人量血壓的最佳時間

要控制血壓前，首先，我們要知道正常的血壓是多少。根據JNC7的定義，正常收縮壓的數值為九十～一一九mmHg，舒張壓為六十～七十九mmHg。高血壓前期為收縮壓一二〇～一三九mmHg，舒張壓八十～八十九mmHg。

高血壓第一期為收縮壓一四〇～一五九mmHg，舒張壓九〇～九十九mmHg；高血壓第二期為收縮壓大於或等於一六〇mmHg，舒張壓大於或等於一百mmHg。

在了解血壓的正常數值後，在家要選擇什麼樣的時間量血壓？通常**我建議病人量血壓的時間，可以選擇在早上「吃早餐前」（最好是早上起床後兩個小時內），以及晚上「晚餐前」**。

為什麼吃東西前要量血壓？這是因為吃東西時，如果喝熱飲或熱湯，在吃完東西後量血壓，有可能會影響血壓的數值。

如果能夠在家規則的幫長輩量測血壓，在回診時給醫師做參考，這樣醫師在調整血壓藥的劑量時，就能夠做出比較精準的判斷。

選購操作簡單、字體夠大的電子血壓計

目前市面上都有販售電子血壓計，在方便性與準確度上都很不錯，只要選購「操作簡單」，而且「字體夠大」的機型就可以了。

【張醫師暖心提醒】

懷孕引起的高血壓，稱為妊娠高血壓。如果女性曾罹患妊娠高血壓，她們在年紀變大時，發生「腎臟功能受損」的機率會變高，危險性是沒有妊娠高血壓婦女的近十倍。

所以高血壓引起的影響，甚至會伴隨一輩子。如果年輕時就有高血壓的困擾，那麼，需要好好的與醫師討論，以避免「拖得越久，後遺症越大」。

在量血壓時，可以先坐在椅子上，休息五至十分鐘後再量。

在量血壓前一個小時，不要抽菸或喝含有咖啡因的飲料。

假如量到與平常不一樣的血壓值（太低或太高），擔心會不會是因為血壓計不準確所引起（事實上，目前的電子血壓計測量出來的數值都很精準）怎麼辦？

可以用血壓計去量其他家人的血壓做比較，就可以馬上了解血壓計是否真的出現問題。

【張醫師暖心提醒】

為什麼要在「家」量血壓，而不是在「醫院」量血壓？這是因為在家量的血壓數值會比在醫院量的還要準確。因為有些人在醫院時，會感到緊張，或在門診等候，看著號碼燈號跳掉就會焦慮，或等太久而生氣，所以在醫院量的血壓都會比在家裡的高，這種因緊張引起的「假性高血壓」，又稱「白袍高血壓」。

飲食在血壓的控制上，是最重要的關鍵

飲食對於血壓的控制很重要！目前對於高血壓的飲食建議，有一種方式稱作Dietary Approaches to Stop Hypertension（使用飲食調節來終結高血壓），簡稱為「DASH飲食」。

DASH飲食是由美國National Heart, Lung, and Blood Institute提出的飲食概念。什麼是DASH飲食？簡單來說，就是**在飲食中多多攝取富含膳食纖維的蔬果、全穀類、**

豆類、堅果等食品，與足量的奶類（低脂或脫脂），還有蛋白質的食物。

另外，在肉類的選擇上，盡量選擇白肉，也就是家禽與魚類，並且降低紅肉的攝取。

在油品的選擇上，盡量選擇植物油，避免含有反式脂肪的加工食物。

如果可以，**另外補充鈣、鎂、鉀等礦物質**，並減少食鹽與糖類的攝取，如泡麵、含糖飲料與甜食，盡量少吃。

在食鹽的攝取上，DASH飲食建議鈉的攝取量一天最好少於二點三克（相當於六克的食鹽，也就是大約一茶匙的食鹽），假如能把鈉的攝取量，控制在每天一點五克以下（相當於四克的食鹽，大約三分之二茶匙的食鹽），不但能夠預防高血壓的產生，對於已經是高血壓的患者，更能夠有效的控制血壓。

通常實行DASH與限鹽飲食後，大概四週後，就可以看到血壓有明顯的改善。

DASH飲食除了可以控制血壓，最近的研究，也發現DASH飲食可以減緩年長者認知功能的喪失，所以**DASH飲食也可以被用來治療失智症**。

因此對於年齡超過五十歲，已經有高血壓的患者，我會建議可以試試DASH飲食，並且把每天的食鹽攝取量控制在四克以下。

最適合高血壓患者的運動——游泳

除了前文提到的之外，也可以藉由睡眠、戒菸、戒酒、減重與運動控制血壓。其中，我要特別推薦一項運動，不但可以減重，又可以控制血壓，這個運動就是游泳。

游泳的好處是有研究證實的。針對五十歲以上，而且又有高血壓前期，或高血壓第一期的病人來做研究，發現他們在接受十二週的游泳訓練後，可以有效的降低他們的收縮壓。

這份研究也發現**游泳除了可以控制血壓，也可以增加血管的彈性**，所以這些病人在游泳後，血管的彈性增加了百分之二十一。

除此之外，游泳也可以改善心跳、調整血流的速度、改善迷走神經的反射能力，增進心臟的功能，所以，對於高血壓的患者來說，游泳真的是一項很好的運動。如果家中長輩們有高血壓的困擾，建議他們去游泳吧。

讓長輩把「服藥時間」與「吃飯」配合在一起

假如長輩已經開始在服用血壓藥，要怎麼讓他們能夠規則的服藥，避免忘記？可以讓他們把「服藥時間」與「吃飯」或「睡前刷牙」等活動配合在一起，以減少長輩忘記服用藥物的情況產生。

另外，如果能夠**把長輩每天所需要使用的藥物，事先放置在藥盒內**，這樣他們只要在不

【張醫師暖心提醒】

游泳對於年長者來說，是一個很理想的運動，因為在游泳的過程中，「膝關節」不需要去承受體重的負擔，而且游泳對於心臟的負擔，也比跑步還要來得小。

長輩不會游泳沒有關係，活到老，學到老，趕緊出門報名游泳班吧。

同的時間，依照藥盒外觀的標示與服用的時段，直接取出藥物服用就可以了。

便宜、好用的藥盒既可以避免長輩們忘記有沒有吃過藥，也可以讓長輩避免重複吃藥。

另外，在服用血壓藥後，要小心「姿勢性低血壓」（Orthostatic Hypotension）的發生，特別是血壓藥裡如果含有利尿劑，更容易出現這種情形。

姿勢性低血壓就是當身體的姿勢改變，通常是從「平躺改成站立」，像是起床這個動作，或者是從「坐姿改成站立」，像是從馬桶或從椅子起身。這時，如果感覺有頭暈、視力模糊，或站不穩，這些通常都是因為姿勢性低血壓所引起的。

那麼，這時要怎麼辦？可以**趕緊喝點水，或者是放慢姿勢變換的速度，也就是慢慢的起床與站起來，然後暫時停止服用利尿劑，通常症狀馬上會獲得改善**。也記得在下次門診時，要將狀況與醫師討論，讓醫師幫忙調整血壓藥物。

「利尿劑」是很方便，並且常常被使用的一種降血壓藥物，**假如長輩們服用的血壓藥內含有利尿劑，就需要定期的抽血，確認血中的「電解質」是否維持在穩定的狀態內**，特別是當他們年紀超過七十五歲，在服用利尿劑後，常常會有電解質不平衡的情況產生，這一點要特別留心。

血壓控制得當，還能避免失智症

「醫師，我什麼時候可以不用吃藥？」這是我常常會被病人問到的一個問題，很多長輩們都很心急，在血壓已經平穩的控制一段時間後，就想要降低藥物的使用，或者直接省略掉幾顆藥不吃，但是，這樣做是很危險的。

對於還是需要使用藥物來控制血壓的長輩們來說，良好的血壓控制除了可以降低心血管疾病的發生外，也可以降低這些疾病所帶來的死亡率。

另外，血壓如果控制妥當，也可以減緩他們在認知與日常生活功能上的退化，也就是避免老年失智症的發生。

所以**我會建議病人在還需要使用藥物來控制血壓的情況下，不要貿然的自己減藥或者是停藥，除非他們已經在「體重」、「運動」或「飲食習慣」上有所進展**，我才會依照他們的血壓紀錄與個別情況來調整藥物，這樣在血壓的控制上才會比較安全。

一個人本來好好的，卻突然病危？
——高血脂

有一位阿嬤的三酸甘油脂曾經飆高到八百mg／dL之多，後來我仔細詢問阿嬤的飲食習慣，才知道阿嬤三餐都只用水果裹腹。

其實，富含碳水化合物的水果如果攝取過多，也會與高血脂有關。

看到電腦上面的檢查數據，我嚇了一大跳。為什麼王先生吃藥後，血脂肪還是這麼高？難道是我看錯了？

我問王先生：「你有按時吃藥嗎？」

王先生很肯定的說：「有呀，醫師你開的藥，我都乖乖吃。」

這就奇怪了，明明我開給王先生的藥是降血脂的特效藥，為什麼他的血脂還是這麼高？

我看了一下王先生，試探性的問：「你是不是最近又跑去喝酒？」

王先生臉紅了，有點不好意思的說：「你怎麼會知道？醫師，你是算命的嗎？」

我跟他說：「你抽血檢查的結果看起來很像，因為你是三酸甘油脂比較高，而且肝指數的比例也很像是喝酒的，另外，你的體型也像啊！」

王先生突然噗哧一聲笑出來，他摸摸自己的肚子說：「所以你是看我的啤酒肚猜的嗎？」

胰臟炎一發生，死亡率高得嚇人

血脂就是血中的脂肪。一般大家都會把血脂稱為膽固醇，但是膽固醇只是一項簡稱，這名詞沒辦法涵蓋血液中全部的脂肪。

以醫院最常檢測的項目來說，血脂包含高密度膽固醇（High-Density Lipoprotein，HDL）、低密度膽固醇（Low-Density Lipoprotein，LDL）、總膽固醇（Cholesterol，CHOL）與「三酸甘油脂」（Triglyceride，TG）這些項目。

在這些血脂裡，高密度膽固醇可以移除血液中過多的膽固醇，可以避免膽固醇沉積在血管壁上，因此高密度膽固醇是屬於「好的」膽固醇。

而低密度膽固醇則是會累積堆疊在血管壁，形成粥狀動脈硬塊，造成血管阻塞，因**此低密度膽固醇會增加心肌梗塞與腦中風發生的機會，所以低密度膽固醇才是大家所謂**

的「壞的」膽固醇。

而**三酸甘油脂過高，除了會增加心血管疾病的發生外，也會合併胰臟炎**。通常胰臟炎只要一發生，會來得又快又猛，死亡率也高得嚇人。

而這些三酸甘油脂異常又併發胰臟炎的病人往往是中年男性，也是家中經濟的主要來源，所以連帶造成的影響很大。

家屬在還沒有心理準備的情況下，常常會沒有辦法接受，為什麼一個人本來好好的，怎麼會突然病危，通常對家人來說，是非常大的衝擊。

年紀越大，血脂越高

通常血脂的製造會受到年齡、性別、遺傳、飲食、運動、抽菸與喝酒的影響。一般來說，**年紀越大，血脂也越高，這是因為整體「代謝機能變差」的關係。女性則是在停經後，因為女性荷爾蒙分泌減少，血脂的濃度會有上升的趨勢**。而遺傳所造成的高血脂，通常會在皮膚或眼皮出現明顯的黃色瘤（Xanthoma）。

吃素，血脂卻降不下來？

在飲食上，攝取過多的肉類與油脂，會讓肝臟增加脂肪的製造，並且儲存起來。如果肉類會增加脂肪的製造，那麼多吃素是不是會比較好？但是有些人就算三餐吃素，血脂也不見得會降低。

這是為什麼？有可能是因為**目前市面上販售的素食製品，無論是在製造或烹調的過程中，都用了太多的油脂來調味**。

特別是油炸的豆類製品，如麵筋、麵肚、素肉燥，或麵筋泡，假如天天吃這些東西，血脂一定降不下來。

之前提到高密度膽固醇是好的膽固醇，所以，**只要「增加」高密度膽固醇的濃度，就可以「減少」低密度膽固醇對身體造成的危害**。

高密度膽固醇的製造與運動有關。**有運動習慣的人，通常體內高密度膽固醇的濃度會比沒有運動習慣的人還要來得高**。

喝酒的人，特別容易發生胰臟炎

在生活習慣上，**抽菸與喝酒都與血脂異常有關，特別是喝酒，會增加三酸甘油脂的製造**，這也是為什麼喝酒的病人，「特別容易」發生急性胰臟炎的原因。

對於血脂的控制，每個人的情況不同，標準也會不一樣。通常在有「心血管疾病」或「糖尿病」存在的情況下，我們的標準會變得更嚴格。

我把相關的數值整理在以下的表格中，方便大家比較與參考。

	血脂目標值
心血管疾病或糖尿病患者	CHO＜160mg/dL，LDL＜100mg/dL，TG＜200mg/dL
2個危險因子或以上	CHO＜200mg/dL，LDL＜130mg/dL，TG＜200mg/dL
1個危險因子	CHO＜240mg/dL，LDL＜160mg/dL，TG＜200mg/dL
0個危險因子	CHO＜240mg/dL，LDL＜190mg/DI，TG＜200mg/dL

CHO：總膽固醇；LDL：低密度膽固醇；TG：三酸甘油脂；HDL：高密度膽固醇。

心血管疾病：冠狀動脈疾病、腦血管疾病（腦梗塞、暫時性腦缺血、有症狀的頸動脈狹窄）

危險因子：高血壓、男性大於或等於四十五歲；女性大於或等於五十五歲或停經者；有早發性冠狀動脈疾病的家族史（男性小於或等於五十五歲，女性小於或等於六十五歲）；HDL-C小於四十mg/dL；吸菸。

血脂藥是兩面刃

對於高血脂的治療，我們會開降血脂的藥物給病人服用，但是血脂藥是「兩刃刀」，有它的好處，也有它的壞處。

一般常見的血脂藥會影響肝臟功能、肝臟

【張醫師暖心提醒】

很多血脂藥都會影響肝臟酵素，所以在使用血脂藥時，要避免與「葡萄柚汁」一起服用。

而血脂藥，也會與「紅麴」有交互作用，所以服用血脂藥時，也要避免同時使用紅麴類的健康食品。

酵素（GOT/GPT）或肌酐酸（CK），所以對於沒有危險因子的病人，我們會**請他們先從飲食習慣與生活作息，如運動、戒菸與戒酒著手，等到三至六個月後，再來追蹤血脂。**

如果這時還是血脂異常，才會開降血脂藥物，讓他們服用。

另外，要注意的是，假如在服用血脂藥後，發現頭痛、噁心、肌肉痠痛或棕色尿，要先暫時停止藥物，並且盡快與醫師聯絡。

控制血脂的三大迷思

• 煮菜時，油要怎麼選？

要降低血脂，最簡單的方式是從飲食控制。在油品的選擇上，盡量減少「飽和性的動物脂肪」，如牛油與豬油，或經過氫化的「反式脂肪」，如烤酥油與人造奶油。

雖然用這些油脂所製造或烹調的食物聞起來很香，吃起來很好吃，但是考量到這些油脂除了會造成血脂過高，也很容易堆積在血管壁上，所以使用這些油脂所調理的食物，還是盡量少碰為妙。

如果不碰動物性脂肪與氫化的反式脂肪，而使用「植物性」的「不飽和脂肪」，那麼，有沒有什麼要注意？

通常植物油不耐高溫，而且在高溫下很容易變質，產生致癌物，因此在**使用植物油烹調食物時，盡量減少油炸的方式**。

其實，油炸類的食物，不管是使用哪一種油烹調，能夠少吃就少吃。

假如真的嘴饞，偶爾想要使用植物油炸點東西時，最好選擇「發煙點」較高的植物油。

通常油炸食物時，選擇發煙點大於兩百度的油類，比較不會在高溫下氧化，產生毒素，這時**可以選擇的油品有榛果油、葡萄籽油**（發煙點二一六度）、**椰子油**（發煙點二二一度）。

另外，目前很流行的橄欖油，如果是「第一道冷壓的橄欖油」（Extra Virgin Olive Oil），發煙點就比較低，大約只有一八〇至一九一度，而使用化學溶劑，從橄欖油渣來精製的橄欖油（Olive Pomace）發煙點就比較高，可以高到二三八度。

但是想當然，使用物理性萃取的橄欖油，比用橄欖油渣所產製的橄欖油來得好，所以「**越好的橄欖油，越不能被拿來高溫油炸**」。

【張醫師暖心提醒】

目前很多料理節目都用橄欖油油炸食物，我自己看了都很害怕。心裡常想，不曉得又會有多少民眾在看了節目後跑去買「最好」的橄欖油回來炸東西。
因為最好的冷壓橄欖油反而不適合被用來油炸食物啊。

- **多多攝取蔬果，有沒有害處？**

有一項針對年長者所進行的研究，在這項研究裡，總共收集五十五至七十五歲，七千兩百一十六名的男性及六十至七十五歲的女性民眾，並且追蹤八年七個月後發現，高纖與多蔬果的飲食，對於健康是有益的。

每天攝取超過二一〇公克的水果，可以降低高達百分之四十一的死亡率。而且高纖與多蔬果的飲食，對於降低年長者的「心血管疾病死亡率」特別有幫助。

所以，多攝取蔬果或膳食纖維，對於年長者的健康是非常有幫助的，但是攝取過多的蔬果，有沒有害處？

就這一點，**「腎臟功能不佳」的長輩需要特別留意。**因為有些深綠色的蔬菜，「鉀離子」的含量很高，特別是生機飲食中常見的精力湯。

精力湯裡混合高鉀的堅果、青菜、小麥草與水果，簡直就是一杯「高鉀湯」。對於腎臟功能不佳的長輩，過量的鉀離子沒有辦法被排除掉，有些人甚至會因為鉀離子過高，而有心律不整的情況產生，嚴重時，甚至會影響生命，所以要特別小心。

另外，如果三餐都用水果餐裹腹，或吃水果餐減重，有沒有問題？

有一位阿嬤讓我印象很深刻，這位阿嬤的三酸甘油脂曾經飆高到八百mg/dL之多，後來我仔細詢問阿嬤的飲食習慣，才知道阿嬤三餐都只用水果裹腹。

所以，**富含碳水化合物的水果如果攝取過多，也會與高血脂有關。**因此就算蔬果對於健康是有幫助的，但是過與不及，都會造成反效果。

• 控制高血脂，只要少吃就好了嗎？

控制高血脂，如果單單只從飲食著手，這樣只做對了一半。

要快速並且有效率的把血脂降下來，除了從飲食調控，最重要的就是從生活習慣改變。生活作息如果沒有改變，就算嚴格控制飲食，血脂也很難維持在理想的範圍內。

所謂的生活習慣，除了戒菸與戒酒外，最重要的就是運動。

運動裡的**「有氧運動」與「肌力訓練」，除了可以增加肌肉的「質」與「量」，也可以提高身體的基礎代謝率**。

另外，肌肉比脂肪組織更容易消耗熱量，所以如果能夠藉由運動增加整體的肌肉量，就算睡覺時，也能同時燃燒脂肪，也就是睡覺時，也在減肥與減脂。

所以只要均衡而且低熱量的飲食，戒菸、戒酒，再加上運動，就可以控制高血脂。

腎衰竭開始時，多數病人沒有感覺

——洗腎

為降低鹽分攝取，有些腎臟病患者會把「食鹽」改成「低鈉鹽」。但低鈉鹽是把鹽巴裡的「鈉離子」改成「鉀離子」，雖然少吃了鈉離子，卻反而吃了很多鉀離子，對於腎臟功能衰退的病人來說，低鈉鹽反而不是好選擇。

有一次門診來了一位婆婆。婆婆跟別的病人不一樣，她坐著輪椅進來診間。婆婆說她一直都在外面的診所洗腎，但是最近這幾天整個人覺得很無力，一直咳不停，而且喘到沒有辦法走路。

我幫婆婆聽一聽後，發現她的呼吸聲有雜音，所以馬上幫婆婆安排X光檢查。從婆婆的片子，我發現她的肺部有很明顯的肺炎，所以我建議婆婆住院治療。

一開始，婆婆的家人表示因為家裡住比較遠，一時要找人照顧婆婆，不是很方便，所以問我能不能開藥，讓婆婆拿回家吃。

但是婆婆的肺炎很大一塊，而且整片都是白白的，所以我還是堅持婆婆住院治療，比較保險。

根據我以往的經驗，那麼大片的肺炎發生問題的機會很高。

在我的積極勸說下，婆婆終於住院了。住院後，抽血檢查才發現婆婆血中鉀離子高到五點七mEq/L，而且血糖居然高到七百mg/dL。

婆婆有肺炎，又高血鉀，血糖也這麼高，難怪婆婆會覺得全身不舒服。

但是，當天晚上婆婆的鉀離子還是降不下來，而且持續往上飆，鉀離子高到六點九mEq/L。除了鉀離子外，血糖也持續飆升到九百mg/dL之多。

在深夜時，婆婆喘到不行，剛好當晚輪到我值班，我評估婆婆的狀況後，馬上幫婆婆施行氣管內插管，並且幫她緊急洗腎。

一般人的血液中，鉀離子的正常濃度為三點五至四點五mEq/L。鉀離子濃度過高或過低都會誘發「致命型的心律不整」。

而血糖的標準為正常人飯前空腹血糖要低於一百mg/dL以下，如果飯前血糖超過一二六mg/dL，則有可能是糖尿病。

如果飯前血糖超過三百mg/dL，有些人的意識會發生改變，嚴重者，甚至會昏迷，所以婆婆不管是鉀離子過高，或血糖過高，她的情況都需要緊急處理，才不會發生意外。

當腎臟不舒服到「有感」時，往往已經需要洗腎

這位婆婆是尿毒症，也就是慢性腎衰竭的病人。

一般來說，當腎臟衰竭剛開始產生時，大多數的人都不會注意到腎臟已經發生了問題，等到真的**不舒服到「有感」的時候，通常腎臟受到的傷害已經是不可逆的了。下半輩子甚至需要靠定期洗腎，才能維持生活**。

就造成腎臟衰退的疾病來說，糖尿病、高血壓或慢性腎絲球發炎，都有可能會引起腎臟病變。

以婆婆來說，造成她腎衰竭的原因是因為糖尿病控制不好所引起的。

一般來說，如果糖尿病控制不好，大約十至二十年左右，就有可能會出現蛋白尿，還有「腎臟功能衰退」。為什麼會這樣？這是因為高血糖會傷害腎臟的血管壁，造成微血管受損，以及腎絲球基底膜病變，所以糖尿病會影響腎臟功能。

而高血壓則是會讓腎絲球的血管硬化，甚至血管塞住，造成腎絲球缺氧與壞死。

至於慢性腎絲球發炎，則有可能是因為藥物、細菌性腎絲球腎炎、全身性紅斑性狼瘡，或A型免疫球蛋白腎病變引起。

用中藥補肝的隱憂

很多長輩都會有中藥比較溫和，可以用來補身體，而且比較沒有副作用的想法。事

實上，**有些中藥複方裡會添加馬兜鈴酸**，而馬兜鈴酸是一種惡名昭彰的藥材，它**除了會造成腎臟的衰竭，也是一個很強的「致癌物」，很容易造成腎臟腫瘤**。

既然馬兜鈴酸有這麼大的問題，為什麼有些中醫師的藥方還是喜歡使用？這是因為馬兜鈴酸具有利尿與減肥功能，所以還是存在於很多中藥的複方內。

另外，我曾經遇過誤服雷公藤的病人。病人在喝完藥湯後就發生急性腎衰竭，雖然被緊急送醫治療，但最後還是回天乏術。在短短不到一週內，一個人的生命就因為相信祕方而過世了。

除了這些，**中藥裡殘留的重金屬也是很大的隱憂**。中藥裡最常見的重金屬是鉛、汞，以及鎘。這些重金屬除了會造成腎臟的負擔，對於身體其他器官，也會有不良的影響。

除此之外，假如藥材儲存過久，也會發黴，產生赭麴毒素。赭麴毒素本身也有腎毒性。

有很多腎臟衰竭的病人，一旦從醫師的口中知道自己的腎臟不好，就常常病急亂投醫，聽信親戚、朋友介紹的偏方，服用一堆祕方，不但讓病情更加嚴重，甚至面臨洗腎的命運。

泡泡尿不全都是蛋白尿

腎臟可以排除身體代謝後的產物、調控水分的排除，並且維持電解質的平衡。所以當腎臟出現了問題，最常出現的症狀有水腫、尿量變少、血壓高、貧血、全身無力與疲倦感、血尿，或蛋白尿。

就這些症狀來說，「水腫」在早上起床後，最常發生在背部。在站立時，會發生在下肢的腳踝。通常，**這類型的水腫，用手指頭按壓後會產生凹陷，而且凹陷不會馬上回復**。

至於蛋白尿，是指小便裡會有泡泡，但是「泡泡尿不全都是蛋白尿所引起」，這一點要特別注意。

一般而言，小便裡會有尿素，特別是在攝取比較多蛋白質的時候，尿素的產量會比平常多，這時就會有泡泡尿的產生。

如果是腎絲球受損所引起的腎臟衰竭，這時，腎臟因為沒有辦法留住體內的白蛋白（Albumin），白蛋白就會隨著小便一起排出體外，這時，也會有泡泡尿產生。

但是，要區別高尿素或蛋白尿所引起的泡泡尿，我們很難光從尿液的外表直接判斷，需要經由「驗尿」與「抽血檢查」，才能做準確的區別。

雖然如此，還是有一個小祕訣可以參考。一般來說，**有問題的蛋白尿所產生的泡沫會比較細，而且泡泡維持的時間會比較久，有時甚至可以超過十分鐘**。

所以家中的長輩如果有腎臟衰竭的高風險因子，例如糖尿病、高血壓、長期服用中西藥，或在懷孕期間，曾經罹患妊娠高血壓，那麼如果出現這些現象時都要特別小心，可以提早去醫院接受檢查。

可以做些什麼來減輕腎臟工作的負擔，讓腰子能夠好好的陪伴長輩們一輩子？

• 飲食

在飲食上，可以從「降低鹽分的攝取」開始，以減少腎臟工作的負擔。

但要特別留意的是，有些人以為降低鹽分的攝取，就是把「食鹽」改成「低鈉鹽」，但是低鈉鹽是把鹽巴裡的鈉離子改成鉀離子，雖然少吃了鈉離子，但是反而多吃了很多的鉀離子進去，所以**對於腎臟功能已經衰退的病人來說，低鈉鹽反而不是一個好選擇**。

之前的內容提到，一旦鉀離子的濃度超標，就很容易發生致命性的心律不整，然後就會與這位婆婆一樣，除了需要緊急使用藥物來排除鉀離子外，甚至還需要進行緊急洗腎。

而在食物的選擇上，盡量減少醃製、煙燻與罐頭類食品，或減少高鉀食物，如菜湯、肉湯、雞精、中草藥。

另外，有些水果也富含鉀離子，如香蕉、奇異果、龍眼、葡萄、釋迦或榴槤。在攝取這些水果時，也要小心，不要過量。

・飲料

什麼飲料對腎臟最好？答案是白開水。

每天飲用足夠的白開水，而且不憋尿，除了能降低腎結石的產生外，也可以減少泌尿道感染與腎盂腎炎的機會。

・藥物

在藥物的使用上，除了規律的服藥，並且控制好血糖與血壓，還要留意家中的長輩是否有使用成藥與中藥偏方的習慣。

有時，他們會因為肌肉痠痛而使用市售的「消炎止痛藥」。特別是像NSAIDs類的非類固醇抗炎藥物，常常在藥房就可以買到。

雖然這類藥品本質上算是還滿安全的藥，但就算是**再安全的藥，在使用時，還是需要追蹤腎臟功能，並且監測藥物對於腎臟造成的影響。**

假如腎功能不佳的病人又長期使用NSAIDs類藥物，很容易影響腎臟功能，而且風險性是正常腎臟功能的四點八六倍。

【張醫師暖心提醒】

一般人常會有以果汁或飲料來取代水的錯誤迷思，如果是腎臟功能不佳的病人，更是不能這麼做，因為果汁與運動飲料含有額外的電解質與過多的糖分，會對他們的身體更不利。

・生活習慣

戒菸、戒酒，維持理想體重，以及固定的運動是很重要的。但是要選擇什麼運動？對於腎臟功能不佳的長輩，我會建議他們盡量選擇「有氧運動」。

這是因為**有氧運動除了可以提高氧氣的利用率，也可以減少貧血所產生的衝擊（通常慢性腎臟病的病人都會有貧血的困擾）**。

另外，對於已經慢性腎臟衰竭，甚至已經有尿毒症，而需要長期洗腎的患者，有氧運動除了可以增加他們的肌肉力量、減少肌肉耗損、降低內臟脂肪的存積，也可以改善他們的心肺功能、生活品質與心理狀態。

・定期的血液與尿液檢查

請家中的長輩「定期」去醫院檢查腎臟功能，這樣可以提早發現他們的腎臟是否有損傷，而且在腎臟功能衰退時，就開始早點照顧。

這是以保住「現有」的腎臟功能為目標，不要讓腎臟功能繼續惡化，就可以減少長輩們後續發生腎臟衰竭與需要長期洗腎的機會。

如果他們發生慢性腎功能不全，就很容易併發貧血與酸血症，除了會導致心血管疾病產生外，也會讓他們的認知能力變差，所以早期發現腎臟功能異常，對於照顧他們的腎臟是很重要的。

・接受影像學檢查時，要很小心

由於年齡會引起腎臟功能的退化，所以**當年長者接受電腦斷層檢查時，顯影劑很容易影響他們的腎臟功能，造成的傷害又遠比年輕人來得大**。

長輩如果要接受影像學檢查，而且又需要注射顯影劑，就要特別小心。這時醫師會依照他們的臨床狀況，在他們接受檢查前，或者是檢查後，給予必要的輸液與藥物治療（照顧腎臟的藥物），以減少顯影劑對腎臟造成的危害。

不是小感冒？怎麼會心臟衰竭？
——心臟衰竭

我在冬天所收治的心臟衰竭患者，十個中有八個，都與肺炎脫離不了關係，而且都需要住到加護病房，所以千萬不要忽視小感冒對心臟衰竭可能帶來的危害。

林媽媽是我門診的病人。其實，她來找我看診前，已經看過另外一名心臟科醫師了，她來找我，只是想聽聽看我對於她的治療有沒有別的建議。

我先問她，她之前看的醫師，給了她什麼建議，但是她堅持不肯告訴我，後來我看她的心臟超音波報告，發現她的二尖瓣膜閉鎖不全（Mitral Valve Regurgitation）已經很嚴重了，不過，幸運的是，她的心臟大小都還在正常的範圍內，所以如果能夠開刀處理，預後應該會很不錯。

林媽媽說，她不管走路，或爬樓梯，都會覺得喘不過氣來，而且最近實在是太嚴重了。

她問我要怎麼辦，有沒有什麼藥物可以幫忙，於是我對她說，我會開給她一些利尿劑，以緩解她的症狀。

但是當她聽到要吃利尿劑時，她的表情很驚訝。

林媽媽說：「利尿劑不是泌尿科在開的嗎？我尿尿好得很，為什麼你們心臟科都這麼喜歡開利尿劑？」

我說：「利尿劑是用來減少心臟充血的程度。除了可以讓你的二尖瓣逆流不要更嚴重，也可以舒緩你不舒服的症狀，讓你比較不喘。」

林媽媽接著說：「吃利尿劑會讓瓣膜變強、變好嗎？」

我說：「就目前的治療而言，大概只有外科手術能夠改善瓣膜的功能。我會建議在還可以手術時，先請外科醫師評估，是否可以早點幫你動手術。有些嚴重的心臟衰竭不一定可以藉由手術來改善，但是趁你目前可以進行手術時，早點手術對你來講會比較好。而且我們會在手術前，幫你安排心導管的檢查，在開刀前先做一些評估。」

林媽媽又說：「那麼如果我從現在開始很努力的運動，會讓我的瓣膜關閉得更緊密嗎？」

我說：「運動不會讓你目前的瓣膜更有力。**有時過度的運動，反而會讓你心臟的負擔更沉重，到最後可能會造成反效果。**」

林媽媽說：「運動對身體不是最好的嗎？怎麼可能我做運動不會讓心臟變得更好

呢？」

後來，我對林媽媽解釋：「你可以把心臟想像成是一顆馬達。當馬達運轉不順時，我們要把馬達送廠維修。心臟瓣膜就像是馬達裡的橡皮帶一樣，當橡皮帶已經嚴重磨損，這時，我們應該要把橡皮帶修補、加強，或直接換一條新的橡皮帶。如果今天馬達受損了，我們不去修理與保養它，反而增加它的工作量，更用力的去使用它。到最後，整組馬達可能就會壞了，那時會更難處理。」

我又問她：「你要不要考慮開刀治療呢？」

林媽媽說：「開刀？不要！開刀很恐怖！」

我又說：「不然你先帶一點利尿劑回去，萬一真的喘不過氣時，就可以趕快吃一下，以備不時之需。至於開刀的事，你回去再與家人討論，好不好？」

林媽媽說：「但是你講利尿劑只能治標，不能治本。我還是不要吃！」

說到這裡，林媽媽的情緒已經開始激動了。她說：「醫師，我不要吃藥，也不要開刀，你們這些當醫師的，怎麼都喜歡叫病人吃藥或開刀？運動真的不會改善嗎？醫師，你這樣講，我沒有辦法安心！我今天來門診，就是要你幫我想辦法。你的答案，我不滿意！你們這樣服務不好！」

後來林媽媽悻悻然的離開了。她一走不回頭，從此再也沒有來我的門診，我想她應該會去找第三

> **【張醫師暖心提醒】**
>
> 在門診，有時會遇到像林媽媽這樣的病人，由於沒有病識感，再加上喜歡Doctor Shopping，常選擇性的聽自己想聽的話，所以一個病會拖很久才去處理，但這樣的做法是很危險的，有時反而會錯過治療的最佳時機。

個心臟科醫師吧。

心臟衰竭所造成的死亡率，高過腫瘤

心臟從我們胚胎發育時就開始成形並且工作了，就算我們在睡覺，心臟也是不停的在運轉。如果把心臟想成是一顆馬達，以每分鐘五公升的輸出量估算，心臟終其一生，大約要輸出約一點八億公升的血液。

一點八億公升的血液，這數字聽起來很驚人。沒有錯，心臟一輩子要負擔的工作量非常恐怖，所以假如心臟是顆馬達，這顆馬達的性能，應該是目前市面上最頂級的，連最好的壓縮機都比不上。

但是，這麼勇健的馬達也會有出槌的時候，一旦馬達短路，即使身體其他器官還算正常，但是當馬達有一搭沒一搭的運轉時，血流就沒有辦法順利的被運送到其他器官去，到最後，身體還是會撐不下去，這時，我們就稱為「心臟衰竭」。

對於老年人來說，心臟衰竭往往是造成他們需要住院的主要原因。之前的研究也發現，**心臟衰竭所造成的「併發症」與「死亡率」，甚至會高過於腫瘤所帶給老年人的危害**。

造成心臟衰竭的原因有很多，常見的高血壓、糖尿病、缺血性心臟病（冠狀動脈疾病，或心肌梗塞）、心臟瓣膜有問題、心律不整、心肌病變、酗酒、貧血、甲狀腺功能亢進，或心肌炎，都有可能造成心臟衰竭。

心臟衰竭會有哪些症狀？

心臟在構造上分成左、右兩邊。右邊的心臟是用來接受體循環回流的血液，然後再把接受到的血液，輸出到兩邊的肺葉去做肺循環，做完肺循環後的血液會回流到左邊的心臟，然後再由左邊的心臟，把這些充氧血輸出到身體的其他器官。所以當「心臟沒力」時，除了血液會無法被運送出去外，也會影響血液的回流，進而導致血液堆積在肺部、腹部，或足部。

因此，**心臟衰竭的病人常常會覺得「全身無力」與「倦怠感」**。就年長者的心臟衰竭來說，疲倦感的程度可以被用來預測他們的預後狀況，是一項重要的指標。

除此之外，病人也會感到呼吸困難、睡覺時沒有辦法平躺、咳嗽時有泡沫痰、頸靜脈腫脹、下肢水腫、腹部腫脹、腹水、夜間頻尿與尿液減少。

【張醫師暖心提醒】

心臟衰竭所導致的「呼吸困難」與「氣喘」，有可能會發生在走路、運動或休息時。嚴重時，甚至會在夜間睡覺時發生「陣發性的夜間呼吸困難」，也就是睡到一半，會突然驚醒，需要坐起來才能呼吸。甚至睡覺時也需要多放幾顆枕頭，把頭部墊高，才有辦法入睡。

留意長輩的用藥狀況

會讓心臟衰竭惡化的原因很多，任何一項引起心臟衰竭的原因，如果沒有控制好都有可能。對於**年長者，我們最常遇到的大多數都是忘了吃藥、重複吃藥或感染**。這些情況，大多數是因為年長者「記憶力」與「免疫力」衰退所引起。所以，假如家中長輩有心臟衰竭的困擾時，可以留意他們是否有規則的服藥，也可以使用藥盒來確認他們沒有吃錯藥。

另外，如果發現他們突然全身無力、血壓忽高忽低、喘不過氣、發燒、心臟亂跳或尿量減少，都要趕緊就醫，才能避免心臟衰竭持續惡化。

可以做些什麼，緩解心臟衰竭？

•飲食

由於「鹽分」會增加「水分」的蓄積，並且增加心臟的負擔，所以心臟衰竭的病人需要費心留意鹽類與水分的攝取。

每天攝取的鹽類，盡量控制在五公克以下，水分則是少於一千五百CC。**在喝水時，不要咕嚕咕嚕一口氣就灌下去，一下子攝取太多的水分，對於心臟衰竭的患者來說，心臟是挺不住的**。

另外，也可以攝取富含「膳食纖維」的全穀類食物，幫助排便。**假如有便祕的情況，可以請醫師開軟便劑，這樣在解便時才不會太用力，降低上廁所時，心臟的負擔**。

・**體重與尿量**

每天起床與睡前，都必須量體重，記錄「體重」與「尿量」的變化。假如體重突然在一個禮拜內增加兩公斤，或尿量逐漸變少，都要趕緊找醫師調整藥物。

・**規則的服藥**

當心臟衰竭又合併高血壓，或心律不整時，突然停止用藥是很危險的，會讓心臟衰竭急遽惡化。

・**定期抽血檢查**

「利尿劑」是治療心臟衰竭時很常使用的藥物，但是使用利尿劑時，我會定期幫病人抽血，以避免利尿劑所引起的電解質不平衡。

當體內的「鉀離子」過高或過低，都會誘發心律不整，嚴重時，還會造成生命跡象的變化。所以，雖然只是一顆小小的利尿劑，可以用來改善病人的症狀，但是也要小心監控藥物可能帶來的副作用，這樣才能讓病人獲得藥物所帶來的最大好處，也才能讓他們的病情獲得妥當的控制。

另外，**利尿劑也盡量「不要在睡前服用」**，才不會在睡覺時一直起來跑廁所，不但會干擾睡眠，也很容易跌倒。

• 好好控制「三高」

三高是高血糖、高血壓與高血脂。好好的控制三高，除了可以降低冠狀動脈疾病與心肌梗塞的發生機會，也可以避免心臟衰竭的病情突然惡化，所以只要**把三高控制好，就可以減少心血管疾病的發生與惡化的機會**。

• 復健

與心肌梗塞的病人一樣，心臟衰竭的病人，也需要藉由復健來強化心肺功能。但是由於這些病人的心臟功能都不是很理想，所以不是什麼運動都適合，他們也不適合一開始就去從事太激烈的運動，所以需要與復健科醫師討論，**讓復健科醫師根據他們的身體狀況，設計適合他們的復健運動，慢慢改善他們的心肺功能**。

• 生活習慣

還是一樣要戒菸與戒酒。**只要與心血管相關的疾病，戒菸與戒酒都可以降低疾病的發生，還有疾病的死亡率**，當然心臟衰竭也不例外。

另外，**在秋冬季節除了要注意保暖，也要施打「肺炎」與「流感」疫苗**，這樣可以減少肺炎的產生。

由於肺炎會加重心臟衰竭的症狀，嚴重者，甚至會併發肺水腫與呼吸衰竭。以我在冬天所收治的心臟衰竭患者，十個中有八個，都與肺炎脫離不了關係，而且都需要住到加護病房，所以千萬不要忽視小感冒對心臟衰竭可能帶來的危害。

老年人是不堪跌倒的

——住院

對年長者來說，最怕的就是跌倒所引起的骨折。

我在加護病房看到很多老年人在骨折住院後，常常會發生一堆併發症，例如肺炎、肺栓塞、呼吸衰竭、敗血性休克，甚至是心肌梗塞。

每次經過加護病房休息室時，都可以發現有家屬在裡面等待，可能是因為病人的病情隨時會有變化吧。

雖然我向家屬解釋完病情後，都會請他們留下方便聯絡的電話，然後就可以回家休息，剩下的交給我們，但還是會有一些家屬堅持要留在醫院。

常常可以看到他們手捧佛經、念珠，或聖經與十字架，口中念念有詞的在幫家人祝禱與祈福。而在值班時，半夜也可以看到家屬們蜷曲著身子，窩在躺椅上睡覺。

突然面臨親人要住院，大部分的人都是手忙腳亂，而且是在完全沒有心理準備的情況下去接手處理。

通常，最先遇到的問題是，誰來照顧住院的家人？上班要怎麼辦？請假要請多久？住院要不要花很多錢？住院的費用有哪些是健保不給付的？大概還要住多久？出院後會不會再復發？出院後還需要來門診嗎？

這些問題突然一下子蹦出來，如果生病的人又是家中經濟的主要來源，那麼，需要煩惱的事情又更多了，所以住院絕對是一件大事。

住院除了要掛心家人的病情，希望他們早點康復外，還要處理上述這些瑣事，絕對會讓人一個頭兩個大。

而且**隨著家中長輩們的年紀越高，遇到需要住院的次數，也會變得越來越頻繁**。

住院的心態準備

住院就住院，還需要做心態準備？是的，**住院一定要做心態準備，而且還要在這件事沒有發生前，就要先做好心理準備**。

像上述所提到的這些與住院相關的問題，一般人沒事的時候，並不會去想這些。甚至如果去想這些問題，好像有些觸自己霉頭，可是如果事先都不去想，突然遇到，要怎麼辦？況且每個人的工作性質與經濟情況也不一樣，如果家中突遭變故，每個人切身會遇到的問題也不同。

所以，**平時可以先把這類問題提出來，與家人一起討論，例如誰出錢？誰出力？要不要請看護？等等，兄弟姊妹之間先有些共識與腹案會比較好**。

待一遇到突發狀況，比較不會慌張，而且住院的親人，也能獲得妥善的照顧。

住院的財務規劃

另外，也要想想自己。當有一天自己老了，如果生病了，住院了，要怎麼辦？寧可少吃幾次大餐、少買幾件衣服，也要**盡早開始把住院可能會需要的花費，包含在自己的財務規劃裡**。

在醫院工作久了，我有時還是會碰到一些讓人感傷的例子。有些年長的病人，經濟狀況不是很理想，即使有兒子、女兒，但生了病，卻沒有人願意幫忙照料，寧願讓他在醫院自生自滅。

像這樣的病人，我們最後也只能請社工幫忙，試試能否幫他爭取一些補助。

但我也遇過有些病人，為了規避贈與稅或遺產稅，早早就把財產分批過戶給兒女，等到生病住院，卻沒有家人願意負擔醫藥費用，這也讓人很心酸。

不過，印象最深刻的是我在擔任住院醫師時照料的謝伯伯。謝伯伯最大的樂趣就是看股票，每天早上去查房時，都可以發現他雙眼注視著電視，很專心的追蹤股票的漲跌。

後來謝伯伯病況變差，被送入加護病房。他的家人一聽到謝伯伯病危，馬上就把謝伯伯的股票全部出清，通通換成現金，接著，謝伯伯在銀行的存款也被兒女們提領一空。

但是謝伯伯的子女們卻沒有想到，在加護病房的細心照料下，謝伯伯的病情回穩，並轉回普通病房，繼續治療。

當我去探視謝伯伯時，我發現他每天都在生悶氣，因為他唯一的樂趣——看股票，沒了！而且讓他更心寒的是，他的兒女們居然在他奄奄一息時，把他的存款全都瓜分了。

我至今都還記得謝伯伯當時眼中所流露出的那股失望與傷心的神情。雖然謝伯伯的兒女們一直沒提為什麼要把謝伯伯的股票賣掉，但是我想，應該有一部分是為了支付謝伯伯的住院費用。

畢竟謝伯伯罹患的是癌症，需要反覆的住院接受治療，再加上謝伯伯每次住院都是住單人套房，還有看護費用，長期下來，醫藥費也是一筆可觀的數字。

所以，**除了要對家中長者「可能有一天會住院」的這件事，預先做好心理準備外，有空時，也要想一想，如果有一天自己住院的話，要怎麼辦？**經濟來源怎麼辦？誰來照料你？等等，能預先做準備，就能更從容面對。

雖然住院不可預期，而且遇到時，也無法閃躲，那麼，除了平時好好照顧身子，如健康的飲食與規律的運動外，還可以多做些什麼？

・避免長輩們跌倒，尤其是夜尿，更需小心

對年長者來說，最怕的就是跌倒所引起的骨折。

「老年人是不堪跌倒的」。我在加護病房看到很多老年人在骨折住院後，常常會發**生一堆併發症，例如肺炎、肺栓塞、呼吸衰竭、敗血性休克，甚至是心肌梗塞。**

那麼要如何避免長輩們發生骨折？除了**修繕他們的起居空間，讓他們可以不用攀爬樓梯，使用助行器，增加扶手，改善照明，在濕滑的浴室加上止滑貼，還要特別注意「夜尿」可能會引起的跌倒與骨折。**

一般來說，夜尿在二十至三十四歲的盛行率大約為百分之八點二，但是對於七十五歲以上的年長者來說，夜尿的盛行率則會高達百分之五十五，所以夜尿特別容易發生在年長者身上。

年長者在夜間如廁時，如果房間照明不佳，加上睏意，又沒有家人在旁陪伴，就很容易發生跌

【張醫師暖心提醒】

有些長輩在夜裡上廁所時，或許是因為覺得麻煩，又或者想省電，就乾脆不開燈，這其實非常危險，因為一不小心就很容易跌倒。

倒。

之前也發現夜尿時發生骨折的機會是沒有夜尿者的兩倍，而骨折產生的併發症，也是導致這些人死亡的最大原因。

所以如果發現家中長者有夜尿的情形，可以先從減少睡前的飲水量開始，並且與醫師討論藥物是否需要調整，例如血壓藥裡的利尿劑，如果在晚上服用，一定會常常半夜起來跑廁所，所以利尿劑最好不要在晚上吃。另外，還可以增加臥室的照明，擺放小夜燈。

如果長輩夜尿的情況越來越頻繁，而且一直沒有改善，就要懷疑有沒有可能是「膀胱」或「泌尿道」有問題，必須趕緊找醫師診治。

必要時，也可以使用成人尿布，以減少夜尿時發生骨折的機會。

•接種疫苗，將有六成的保護

除了骨折外，另外一個讓大多數年長者住院的病就是「肺炎」。

如果要防止肺炎的產生，我們要先知道造成肺炎的致病原是什麼。通常造成肺炎的病原體不外乎是細菌與病毒，只有極少數，大約百分之一才是黴菌或分枝桿菌（Mycobacteria）所造成。

但是在肺炎住院的病人中，大概只有百分之三十八，也就是將近四成的病人可以找到致病原，所以有很多致病源都是培養不出來的。

那麼，要**如何減少年長者感染肺炎的機會？最簡單又最有效的方法，就是讓他們接種疫苗，如「流感疫苗」或「肺炎疫苗」**。

至於接種疫苗後，到底會有多少保護效果？之前的研究發現流感疫苗可以減少肺炎的產生與住院的機會，而且可以達到將近六成的保護效果。

就算接種疫苗後還是罹患肺炎，但**「有接種疫苗」的住院天數還是會比「沒有接種」的來得短，而且住在加護病房的天數也比較短**。

所以，接種疫苗對於長輩的幫助事實上是很大的，因為當肺炎嚴重到需要去加護病房，特別是需要使用呼吸器來幫忙時，如果住的天數越多，呼吸器使用的期間越長，橫膈膜除了收縮力會減弱，肌肉纖維也會「萎縮」（Atrophy），到最後肌肉纖維也會變得比較短，縮減成原先的百分之七十五。

因此，**即使病人的肺炎治療好了，後續也是會影響病人的呼吸功能**。

肺炎除了可能會併發肺積水與呼吸衰竭外，也有可能會波及身體的其他器官，如心臟與腎臟，到最後會導致多重器官衰竭。

另外，肺炎對身體造成的傷害，甚至在病人出院後也會一直持續下去。目前追蹤肺炎的病人在出院後一個月、三個月、六個月、一年、五年，甚至在出院後十年，他們發生心血管疾病，如「心臟衰竭」的機會也比一般人來得高。

而且有些研究發現，肺炎甚至是造成心血管疾病的危險因子之一。罹患肺炎的病人，也有較高的機會產生心臟病。

因此要避免肺炎所帶來的種種併發症，以及減少長輩們因為肺炎住院的機率，定期的接種疫苗是非常簡單而且又有效的方式。

• 住院也會與失智症的發生有關

年長者在出院後的「認知能力」，例如表達力與記憶力也會變差。一般來說，出院後表達能力衰退的幅度會變成原先的一點七倍，而記憶力衰退的速度則會高達三點三倍，所以住院也會與「失智症」的產生有關。

與沒有住院的人比起來，住院的病人會增加百分之六十發生失智症的風險，而這也會增加出院後家屬在照顧上的難度。

任何一個手術，都會產生併發症

——手術

在醫院裡，我看到病人在開刀前最常遇到的問題，不是「營養不良」，就是「體重過重」。

對於需要接受手術的病人來說，營養與體重一樣重要。

「學長，今天還有一位病人是外科轉給內科的，是住在I-16的林先生。」本來以為已經查完所有的病人，但是住院醫師提醒我還有一個病人沒有看到。

我問他：「為什麼這位病人要從外科轉內科呢？」

學弟說：「因為他開刀後胃出血，又併發肺炎與呼吸衰竭，所以後來外科想轉給內科照顧。」

我看了病人的資料，他是因為骨折開刀，胃出血與肺炎看起來是這一兩天的事，我再看一下病人的臉色，他看起來很蒼白，心跳有點快，血紅素應該小於十g/dL吧，我想。於是在檢視完林先生的資料與處方後，林先生就改由我照顧。

雖然我是心臟科與重症科醫師，但是由於在加護病房工作的緣故，我常常會遇到像林先生這樣的患者。本來是因為外科的病症來住院，但是由於手術後發生了併發症，而改由內科照顧。

特別是**年紀大的病人，術後發生併發症的機會也比較多，所以住院的時間往往也比預期來得長**。

每次在照顧這些病人時，家屬都會圍著我問很多問題。例如，為什麼手術後會有這些併發症？是手術引起的問題嗎？什麼時候可以開始吃東西？可以吃些什麼？或一股腦從包包裡拿出很多營養品，問我：「親戚跟我說這個東西很不錯。醫師，幫我看一下，可以吃這個嗎？吃這個會不會有什麼問題？」

年長者在接受手術時，家屬其實都會特別擔心，因為怕稍有閃失，親人就會出現很多問題。

所以當家中的長輩在接受手術時，我們可以注意些什麼？或做些什麼，讓他們早點痊癒？

「年紀」是影響手術預後的最主要原因

年紀大的病人，常常會有很多慢性病，如高血壓、糖尿病、心臟病或慢性腎臟病，所以如果營養狀態不良，再加上器官的退化，術後發生併發症的機會也會比年輕人來得高。

之前的研究發現，**年紀越大的患者在接受手術時，有較高的機會需要輸血，較長的住院時間與較少的存活率**。

以年長者常見的膝關節手術來說，「年紀」通常是影響預後的最主要原因，特別是年齡大於七十歲的病人，手術的風險也會相對提高。

我們在臨床上常常會發現高齡的病人在手術後發生心肌梗塞、心臟衰竭、肺炎、呼吸衰竭、肺栓塞、敗血症、中風、腸胃道出血、肝臟衰竭、腎臟衰竭，或膽妄等併發症。

手術「都會」產生併發症

病人接受手術前，醫師最常被問到的問題就是，這個手術會不會產生併發症？答案是會的。

每一種手術都有不同的風險，也會產生不同的併發症。

由於手術是屬於「侵犯性」的醫療行為，所以風險是一定存在的，因此在進行每項手術前，也就是當醫師在解釋這項手術可能會導致哪些併發症時，**我建議病患家屬可以仔細的想一想，家人接受這項手術能夠獲得的好處，是否比壞處來得多。**

如果答案是肯定的，那麼，這樣的治療才有意義，也才值得冒險一試。

就各項手術的風險來說，只要是與心臟或大血管有關的手術、緊急手術、花費時間比較長的手術，或有可能會需要大輸血的手術，都是屬於高危險的手術，病人也很容易在手術後產生併發症。

至於一般門診手術、比較表淺的手術，或內視鏡手術，凡是屬於這些種類的手術，相對來講，風險性就會比較低一些。

被忽略的手術風險——麻醉

除了手術的風險外，大家最常忽略的就是麻醉也會有風險。這是因為麻醉是屬於幕後的工作，所以很多人都會忘記麻醉這個在手術裡非常重要的環節。

一個手術能否順利的進行下去，麻醉事實上占了很重要的角色。對於年紀大的病人，本身有慢性病，如果接受的又是高風險的手術，麻醉所帶來的風險也會大幅提升。對於這些病人來說，除了要承受手術所帶來的「壓力」外，還要度過麻醉可能引發的心肌梗塞、心律不整、腦中風、吸入性肺炎，或者肺水腫等併發症。

既然麻醉有風險，那麼如何降低麻醉所帶來的危險？**平時就可以掌握長輩們用藥的情形，服用的藥名與劑量，或者生活習慣，例如每天抽菸抽幾包，或喝酒喝幾瓶。**

另外，也要留意他們是否有藥物過敏的體質，以前是否有哪些藥物曾經引起紅疹與氣喘，平時就留意這些資訊，並且把這些資料提供給麻醉科醫師，這樣一來，當長輩們在接受麻醉時，也會比較安全。

因為**很多降血壓藥、糖尿病藥、抗凝血劑，甚至抽菸或喝酒都會影響麻醉藥物的成效**，所以在手術進行前，讓麻醉科醫師知道得越多，對病人越有利，對他們的安全也越有保障。

手術前，必須禁食

手術前，醫師都會交代病人要禁食。為什麼要禁食？

因為在麻醉後，病人可能會「無意識的嘔吐」或有「呼吸肌無力」的情形。所以**如果沒有乖乖的在術前禁食，有可能會因為胃中還有殘餘的食物，而在嘔吐時嗆到，然後引起「吸入性肺炎」**。

因此，術前的禁食很重要，而**如果真的感到口渴，還是可以喝一點白開水，或者用開水漱口**，但是不能因為肚子餓，心想反正醫師也沒有看到，就在手術前偷偷吃東西。

另外，要特別注意的是，**如果長輩們有糖尿病，在手術前，一定要讓醫師知道**，並且詢問醫師，手術前要禁食多久，在禁食期間，降血糖藥可以暫時停用多久。

另外，在禁食時要隨身攜帶糖果，如果感到頭暈、冒冷汗、手抖或眼前一片黑，感覺好像快要暈倒，這些都是低血糖的症狀，這時就可以趕緊把糖果含在嘴裡，以避免低血糖繼續惡化。

對需要手術的病人來說，營養與體重一樣重要

其實，什麼人，什麼時候會需要手術是無法預期的，只能靠平時多保養，例如將慢性病好好的控制，以及養成規律的運動習慣，不過，請記住一句話，就是「**營養與體重一樣重要**」。

在醫院裡，我看到病人在開刀前最常遇到的問題，不是「營養不良」，就是「體重過重」。

為什麼呢？假如病人是從安養院轉來住院，在我還沒有看到病人前，心中大概就有個底，等一下看到的病人一定是瘦骨嶙峋。所以，**如果是因為照顧的問題，而需要讓長輩去安養院接受照料，那麼，在平時一定要多注意他們的營養狀況**。

有一次與外科朋友聚餐，他們提到自己在評估這個病人動刀危不危險，能不能接受手術時，除了教科書上所條列的評估項目。事實上，他們只要看一眼病人，看看他的體重是否過輕；握一握病人的手，看看他的抓握力如何，然後再看病人抽血的結果，看白蛋白濃度，大概就可以知道這個病人的「營養狀態」。

通常營養不良的病人，除了開刀的風險會很高，術後傷口癒合的狀態也不會太理想，而且住院的時間，也會比一般人還要來得長。

既然體重過輕不好，那麼是否胖一點、重一點，就會比較有本錢可以開刀？當然不是，目前的研究發現**「肥胖」本身就是手術的危險因子之一**。

肥胖除了會增加病人手術後感染的機會，例如傷口的感染，或呼吸道與泌尿道感染，病人術後的血糖與傷口恢復的情況，也不會太理想，甚至病人在出院後三十天內，需要再入院的機率也比較高，常常讓照顧他的家人疲於奔命。

所以目前的共識是**體重「過輕」或「過重」都會影響手術的成果，並且與手術後產生的併發症有關**，所以在平時還是要注意體重，就算上了年紀，也別讓體重失控。

因為不管體重過輕或過重，要回復到正常的體重，都需要時間。體重與氣球不一樣，沒有辦法等到需要開刀時，說變就變。

手術後，可以盡早進食

手術後，如果病情允許，可以盡早開始進食。就算是接受胃切除術的病人，如果術後排氣順利，我也會鼓勵他們早點進食。

之前針對胃切除術所做的研究發現，病人在術後第二天就開始進食，與術後第四天才開始進食比較，**早點進食的患者，除了住院的天數較少外，術後恢復的情況也比較理想**，所以術後如果沒有禁忌症，我通常會鼓勵病人早點進食。

手術後可以吃些什麼？很多人都想手術後，一定要好好補一下。這個「補」到底要補什麼？最常看到就是家屬或親戚帶了很多雞精、燕窩，或靈芝等等，他們認為的好東西來探視病人。

但是就CP值來說，**魚類、牛奶、雞蛋、雞肉，或豆類製品，都富含修護傷口所需要的蛋白質與好的脂肪酸**，而且這些東西價錢便宜又好吃，取得也很容易，其實，不需要再花大錢去買一堆補品給親人進補。

除了剛剛說的這些食物外，頂多只要再加上一些富含維生素A、B、C的蔬菜與水果，或者維生素錠劑就可以了。

如果病人術後的情況比較特殊，需要補充額外的熱量與營養時，在醫院裡，**營養師都會針對每個病人的情況，調整他們的飲食配方**，所以實在不需太過擔心。

【張醫師暖心提醒】

有些長輩會特別喜歡熬煮的大骨湯，覺得很補身體，但大骨湯在經過長時間的燉煮後，湯汁裡往往含有超量的「鈉離子」與「鉀離子」。

攝食這些藥湯，反而會加重病人身體的負擔，不見得會對他們的病情有幫助。

當長輩罹癌，你選擇善意隱瞞嗎？

——癌症

請想像自己，如果老年時罹癌，
你希望子女誠實的告訴你？還是隱瞞你？

「張醫師，你要注意一下喔！」照顧王先生的護理師偷偷拉我到旁邊，小聲的跟我說。

「什麼？真的有這件事情？我不知道。」

「其實，我們也是昨天才發現的。我們看到王先生的女兒餵王先生喝的水，顏色綠得有點奇怪，而且每次都等到我們離開，他們單獨在一起時，他的女兒才會餵他喝那些東西。」護理師繼續跟我說。

我心裡想，究竟王先生的女兒是餵她父親喝什麼呢？對了，最近王先生的鉀離子都一直很高，做了很多的檢查，也找不出原因，會跟這個有關嗎？

其實，我每天都很擔心患有心臟衰竭的王先生會不會因為鉀離子太高，而突然心律不整，需要急救。於是，那天的會客時間，我就一直在王先生的附近逗留，並且等候王先生的女兒出現。

與往常一樣，王先生女兒很準時的來探望父親，手上提著大包小包的東西。我觀察她帶來的東西，一包裝著毛毯，另外一包，除了有金屬的便當盒，還有一個透明的水壺。

王先生的女兒很熱切的與父親交談，並且拿出便當盒給護理師，裡面應該是王先生的午餐吧。等護理師離開後，王先生的女兒果然從塑膠袋中拿出那個傳聞中的水壺，然後讓王先生慢慢吸吮那個顏色綠得很詭異的液體。

於是，我走過去與王先生的女兒寒暄。王先生的女兒看到我後，馬上把水壺拿開，並且收到塑膠袋內。

與王先生的女兒聊了一陣子後，我問她：「你剛剛給你父親喝什麼？」

王先生的女兒用眼神示意我到旁邊說。在離開王先生的床邊後，他的女兒說：「醫師，你上次說我爸爸得到的是肺癌，對不對？而且又已經轉移到骨頭，對不對？」

她接著說：「後來我鄰居介紹我這帖祕方，聽說很有效。他的朋友就是吃這個藥方好起來，雖然很貴，但我希望會有效。醫師，你不要跟我爸爸說。我們都跟他說，這只是用來補身體，我們都還不敢讓他知道，他得到的是肺癌。」

當長輩罹癌，家人通常選擇善意的隱瞞

通常家屬一聽到病人得到癌症，心中就會將癌症與不治之症聯想在一起，當下也覺得病人被判了死刑。於是，有些家屬猶豫到底要不要把病情透露給病人知道，特別是當病人年長，而且又不容易自己做決定時，他們通常都會選擇善意的隱瞞病人，以**避免造成病人的恐懼與心理上的衝擊**。

但除此之外，他們又想幫病人做些什麼，於是到處求人、求神，心想能不能藉此讓病人好起來。於是，我們常常會在病房發現家屬「偷偷」餵病人吃一些他們求來的偏方與祕方。

但是長期觀察下來，老實說，他們這樣做的效果並不顯著，而且對病人的病情並沒有特別幫助，有時反而造成很多不必要的併發症。

在面對癌症的時候，患者與家屬在心理上要怎麼調適？要怎樣做，才能對病人真正有幫助？

患者心理層面的轉變——參加病友會

通常患者在剛知道自己罹癌時，會經歷伊莉莎白・庫伯勒・羅斯（Elisabeth Kübler-Ross）所說的情緒變化五時期，即否認、憤怒、討價還價、沮喪、接受。

一開始，患者會「否認」，認為這不可能是真的，不願意相信這件事會發生在自己

身上。接下來會「憤怒」，也就是對自己不幸的遭遇感到憤怒與埋怨，然後會開始「討價還價」，心想自己只要乖乖的配合治療，表現好一點，或許就可以挽回些什麼。

但是，當患者知道不能夠再挽回些什麼時，這時「沮喪」就會悄悄來臨，而在一段時間後，當患者調適好心理的衝擊，慢慢的，就會試著去「接受」自己的情況。

在這五個階段裡，患者與家屬通常最難熬過去的就是「憤怒」與「沮喪」的階段。特別是當患者在接受治療時，如果沒有信心、希望與目標，就沒有辦法克服自己的心理障礙。連帶的，這些負面的情緒也會造成患者的「免疫力低落」，並且影響治療的效果。

所以，該如何幫助患者度過憤怒與沮喪這兩個階段呢？**家屬與朋友除了要把對病人的支持表現出來，陪伴他們外，我覺得還可以參加病友會**。

加入病友會可以與別人交流，而且可以參考別人的做法來克服患者所面臨的難題。有些事情與建議由過來人的口中講出來，也更具有說服力。他們也可以在患者情緒低潮的時候，幫他打打氣。有了大家的安慰與鼓勵，患者也不會覺得自己是孤單無助的，所以參與病友會的活動是穩定病人情緒的良好藥方。

家屬心態上的調適——照顧患者不是一個人的責任

在家屬方面，除了也會經歷剛剛所提到的情緒變化五個階段外，由於他們還要負擔照顧患者的責任，所以家中如果有成員罹癌，家屬本身會承受「相當巨大」的壓力。

特別是在台灣，**很多照顧患者的工作都是落在女性家屬身上**，假如再加上經濟壓力與小孩子的教養問題，這些壓力如果全部都讓一個人承擔，長期下來，生理與心理都很難負荷。

所以當家人罹癌，家屬在心態上要有長期抗戰的準備。要知道**照顧患者不是單獨一個人的任務，是全家的事，需要全家人一起幫忙**。

在照顧患者時，如果感到非常沮喪，很想哭，或情緒很低落，甚至失眠，什麼事都不想做，就要小心是否憂鬱症也一起找上門了。

此時怎麼辦？可以先與其他的親人、好友聊一聊，或去病友會走一走，以及每天規律的運動等，擺脫孤單與無助感。

千萬不要把自己與患者整天關在家裡。一個人的力量是很有限的，在撐不下去的時候，一定要早點尋求別人的意見與幫忙。在大家的協助下，一起度過這段艱辛的旅程。

【張醫師暖心提醒】

在我們的文化裡，我們著重照顧生病的家人，但卻往往忽略照顧者長期所面臨的龐大生理與心理上的壓力。

適時的抒壓，並與家人溝通如何分擔，以及尋求各種資源的協助，才是對照顧者來說，較為健康的方式。

癌症會遺傳？

我們最常被家屬問到的，就是**癌症會不會遺傳**。**很遺憾，答案是肯定的**。

很多癌症的產生都與基因有關，例如大腸癌、卵巢癌與乳癌都已經被證實與遺傳有關，特別是女性的BRCA1與BRCA2上的基因突變，就會與卵巢癌、乳癌的發生有關。所以**有癌症家族史的人，除了定期安排健康檢查外，也可以做基因篩檢**，確認自己是否帶有危險基因。

在生活上，盡量少接觸菸、酒與檳榔。以抽菸來說，之前在中國所做的研究發現，百分之二十五的癌症產生都與抽菸有關。抽菸已經被證實會誘發肺癌、肝癌、胃癌與食道癌。

另外，也要減少染髮的次數，這是因為染髮劑也與膀胱癌的產生有關。

在飲食上，盡量減少紅肉、高脂、高糖、醃漬、燻烤，或含有亞硝酸鹽的加工肉品，例如火腿、香腸、培根與臘肉。另外，油炸、炭烤、表皮焦黑的食物，或者臭豆腐，也是少吃為妙。

罹癌的病人，營養一定要顧好

癌症的病人本身的營養狀態通常都不是太好，這是因為罹癌後，癌細胞會分泌激素，並且在病人身上產生惡病質（Cachexia）。

惡病質會讓病人感到疲倦、噁心與沒有胃口，所以病人會沒有食欲，再加上有些家屬認為要是病人吃太好，會讓腫瘤越長越大。有些家屬甚至會要求病人不要吃太多，心想這樣可不可以把腫瘤餓死，這是錯誤的觀念。

實際上，**如果身體沒有獲得足夠的養分，在腫瘤還沒有被餓死之前，身體就會先垮**

掉，並且會因為營養不良而產生一堆後遺症。

所以，罹癌的病人，營養一定要顧好，才會有體力去對抗癌症。

在蛋白質的選擇上，盡量攝取優質蛋白，如牛奶、雞蛋、家禽、魚類與豆類，都是很好的優質蛋白來源。

這樣吃，可以防癌

另外，也盡量從飲食中多攝取ω-3（Omega-3）脂肪酸，這是因為**ω-3脂肪酸除了可以降低身體的發炎反應，也被認為可以降低腫瘤的產生**。

一項針對ω-3脂肪酸所做的研究發現，女性如果能夠多攝取含有ω-3脂肪酸的食物，可以降低子宮內膜發生癌變的機會。通常ω-3脂肪酸會存在鯖魚、鮭魚、鮪魚、鰹魚、菠菜、亞麻仁、紫蘇與大豆裡。

此外，也可以多攝取不同顏色的蔬果，目前**多蔬果飲食已經被證實可以降低癌症產生的風險**。一項追蹤七年三個月的研究，發現多蔬果飲食也可以預防大腸癌的產生。

另一項在日本進行的研究，也發現中、高年齡，四十五至七十四歲的男性，如果飲食沒有攝取足量的纖維素，會增加攝護腺癌發生的機會，所以增加膳食纖維的攝取，可以降低攝護腺癌的發生。

聞癌心驚，對於癌症這個晴天霹靂的壞消息，家屬與患者都需要一段時間沉澱。除了調適自己的心情外，也需要別人的幫忙。

抗癌是一條很艱辛的道路，但只要把握上面所提到的一些原則，在生活習慣與飲食的挑選上，多花一點心思，就可以減少罹癌的機會。

醫療有其極限，讓彼此沒有遺憾

——安寧緩和醫療

如果癌末的病人一直持續接受化學治療，在生命的最後一段時間裡，陪伴他們的常常是心肺復甦術、氣管內插管與呼吸器，反而不是他們最親密的家人。

林老師是我當住院醫師時所照顧的一名患者，當時她罹患乳癌已經有一段期間了。第一眼看到她時，她戴著毛帽，遮掩著稀疏的頭髮。瘦瘦小小的個子，裹著棉被，很虛弱的蜷曲在床上。那時，她正準備要再接受下一階段的化療。

雖然經歷乳癌的折磨，但她看起來還是與一般的病人不太一樣。與她聊天後，才知道她生病前曾在台大教書。原來是一名學者，我心想，難怪氣質看起來這麼好。

在照顧她的這段時間，她的獨子天天都來病房陪她。他的穿著打扮看起來是個大學生，有好幾次，都看到他睡在病床旁的陪病床，陪他媽媽過夜，可以看得出來，他跟媽媽的感情很好。

後來他說他在台大念書，只要沒有課時，他都會來醫院陪媽媽。由於他不希望壞消息影響到他媽媽的心情，所以**他拜託我，每天都要先跟他解釋病情，然後再決定接下來，要怎麼「含蓄一點」的跟他媽媽說明**。

雖然我們都極力避免讓林老師知道不好的消息，如腫瘤轉移的地方又增加了、胸水又變多了，或者高血鈣又變嚴重了，然後細菌培養又長出新的抗藥型菌種，需要使用另一種很後線的抗生素治療。

但是在每天例行的查房中，我還是隱約感覺到林老師知道自己的病情並不樂觀。畢竟自己的身體，還是自己最清楚。

有好幾次，我單獨去查房時，林老師偷偷問我：「我到底還剩下多少時間？再治療下去，是有機會的嗎？」並且要我老實的跟她說，而且**最重要的是，「千萬不要讓我兒子知道，我怕我兒子會受不了。」**

在腫瘤科病房當住院醫師的這段時間，最讓我感到疲累的，不是嚴謹的訓練過程，也不是複雜的疾病分類，或繁瑣難記的化療配方。在別的病房，如心臟科，有時，我們可以很肯定的對家屬或病人說：「出院後，只要好好吃藥，大概不會有太大的問題。」

但是，這句話我在腫瘤科卻鮮少能夠說出口。

每次看到**病人與家屬都彼此「刻意隱瞞病情」，不讓對方知道，但是實際上雙方卻都有最壞的打算**時，我都只能深深的嘆一口氣。

彌補缺席的那一段時光

有一次查房時，林老師對我說：「當我知道自己得的是乳癌，且已經轉移到骨頭時，我完全呆掉了。我問老天爺，為什麼會是我？我只能整天一直哭、一直哭，完全不曉得該怎麼辦。因為萬一我死了，我兒子要怎麼辦？」

後來經過一段時間，她想清楚了，她覺得她以前花太多的心力在她的工作上。為了做研究、升等，她整天待在實驗室，也很努力的拚獎學金出國，她發表了很多論文，最後如願的當上教授，但在她兒子的成長過程中，她卻缺席了。

她已經不想再追究為什麼自己會罹癌，她只想再多陪兒子一些時間，好彌補她缺席的那一段時光。所以她決定要拚，不放棄，因此不管化療的過程對她來講有多麼的辛苦，她還是願意咬緊牙關。

在她住院的這段期間，她最開心的就是看著時鐘，等待她的兒子下課後來看她。但是快樂的時間，總是過得特別快，她知道她這次住院大概撐不到出院了。

後來我把這段對話，讓林老師的兒子知道，但即使如此，我們實在是想不出任何可以鼓勵林老師的隻字片語。

而且林老師的病況越來越糟，就連主治醫師也跟我說：「要不要找個時間，與林老師的家屬討論？當林老師的情況變差時，要不要幫她進行氣管內插管，或心肺復甦術？」

在沉默了許久後，我問林老師的兒子：「你有沒有問過你媽媽，還有什麼事情是她想做的？」

林老師的兒子看了看我，說：「雖然有很多次，我很想問媽媽這個問題，但是，每一次話到喉嚨，我就會吞回去，因為我實在開不了口。」

我說：「或許現在是很好的時機，這樣你們才不會有遺憾。有些問題不問、不說，等到想要問的時候，有可能已經沒有辦法說了。」

她只是想要我多陪陪她而已

一個禮拜後，林老師離開了人世。

林老師的兒子對我說：「我媽媽最想做的事，其實，我已經幫她完成了，因為她只是想要我多陪陪她而已。」

不過，他也知道媽媽一直很期待他也去她以前在國外念書的那所學校進修，所以他也跟媽媽說：「我已經在準備托福與GRE，打算畢業後出國去當你的學弟。」他說，當他媽媽聽到他這樣說時，很高興，很高興。

每次當我遇到與林老師一樣的病人，對於他們為什麼會罹患這些疾病，我仍舊沒有答案，但我會使用目前最好的方式來幫助他們，並且希望他們盡快從病魔的手上脫身。不過對於預後不好的病人，假如家人願意讓病人知道他的病情，我都會與他們討論，是否要讓病人接受安寧緩和醫療，舒緩病人的症狀，並且減輕家屬的壓力。

舒緩病人的疼痛，以及減輕家屬的壓力

對於疾病末期的患者，什麼樣的處理方式，對他們才是最好的？是盡一切的治療，延長他們的生命？還是注重他們的生活品質？在治療的時候，是不是能盡量維護他們的尊嚴？能不能讓他們少一點侵入性的治療，少承受一些痛苦？能不能讓他們的家人有多一點的時間，可以在身旁陪伴？能不能減少無謂的醫療支出，而將這些錢用在達成他們的心願上？

安寧緩和醫療（Hospice and Palliative Medicine，HPM）就是為了解決這些問題而發展起來的。但是安寧緩和醫療不是一般的醫療，除了醫師與護理師外，也需要醫院很多部門的人，如社工與志工、心理諮詢師或宗教人員，一起協助，所以需要整合許多部門。

通常醫院也需要花費更多的人力與財力去訓練相關人員，所以安寧緩和醫療在二〇〇六年被獨立出來，成為一門獨特的學科。

安寧緩和醫療偏重在舒緩病人於疾病末期時所遭受的「疼痛」，或「心理壓力」，並且讓他們能夠更坦然的面對自己的疾病。如此，**家屬也可以不用再對病人「隱瞞真實**

的病情」，可以減輕家屬在照顧上的壓力，並且給予家屬心理層面的支持。

對於疾病末期的患者，台灣大約有百分之七十的醫師會與病人、家屬提到安寧緩和醫療，這比例算是高，因為在日本，大約只有百分之五十的醫師會開口。

所以，在台灣大家對於安寧緩和醫療並不陌生，但還是有很多醫師擔心家屬會覺得醫師烏鴉嘴，或有些家屬會覺得很不吉利。

因為擔心造成這些誤解，有些醫師乾脆就不提安寧緩和照顧，但是這樣做對病人與家屬並不公平。

因為病人與病人家屬並不了解醫療的極限，也少了一個替自己或親人做決定的機會，而這個機會錯過了，就不會再重來。

如果能夠**在疾病末期時，讓病人與家屬知道還有別的選擇，可以舒緩病人的症狀、改善生活品質，對他們來講，是一件意義重大的事**，並且可以引導他們在未來的治療裡去做出適當的抉擇。

另外，不同的社經地位、教育程度，還有宗教信仰都會影響安寧緩和醫療的接受度。國外的研究也發現，不同的種族對於安寧緩和醫療的接受度，也會有所差別。在歐美國家，一般來說，非裔與亞裔人士對於安寧照顧的態度是比較保守的，而白人、老年人，或女性，他們的接受程度比較高。

雖然很多疾病末期的病人會嘗試，並且接受很多種積極的治療方式，但是往往最後評估起來，對於病人的「生活品質」並沒有很明顯的幫助。

之前的研究發現，**假如患者能夠在癌症末期的時候接受安寧緩和照顧，病人與家屬在「生活上」與「照顧上」所獲得的滿意度會比較高**，而這樣的差異，在病人短短接受三天的安寧照顧，就可以感受得到。

這份研究也發現，癌末而且需要住在加護病房的病人，對於治療的滿意度是比較差的。通常病人到最後會不會需要轉送到加護病房，也會與他們選擇哪種治療方式有關。

如果癌末的病人一直持續接受化學治療，**在生命的最後一段時間裡，陪伴他們的常常是心肺復甦術、氣管內插管與呼吸器，反而不是他們最親密的家人**，他們最後也是在加護病房臨終。

所以該如何拿捏癌末病人的治療目標？怎麼做，才能讓他們得到最大的好處？什麼才是病人與家屬真正想要的？雖然每位醫師的想法與做法都不一樣，但是目前的趨勢是建議預後差，而且對於治療反應不理想的病人，在他們接受下一次的化學治療前，先與他們好好討論，讓他們能真實的了解繼續治療的目的與成效，再讓他們考慮是否願意尋求安寧緩和的方式治療。

有些家屬會認為，假如不讓病人接受積極的侵入性醫療，會不會是直接宣判病人死刑，然後讓他等死？家屬心裡也會掙扎，我做這樣的決定，是可以的嗎？親戚們會不會認為我很不孝？

但是，**安寧緩和醫療並不是「消極」的治療，也不是「放棄」治療。它是把治療的目標稍做更改，從原先的「治癒疾病」改成「症狀控制」**，並且是用比較緩和而且支持的方法，來解除患者的疼痛與不適感；是用正面的態度，去幫忙病人與家屬來調適疾病所帶來的變化與失落感。

安寧緩和醫療最主要的目的，是改善病人的生活品質，並且讓家屬早點走出失去至親的悲傷與陰霾，幫忙他們「重新整理好再出發」。

所以，除了癌末的病人，其他如精神病、腦血管病變、心臟衰竭、肺部疾病、慢性肝硬化，或腎臟衰竭等末期病人，在疾病的末期，同樣也適合使用安寧緩和醫療。

【張醫師暖心提醒】

我們都不捨家人的離去，也不忍家人在病床上受著折磨。但是，如果躺在病床上的末期病人是我們自己，我們會希望如何走完最後的這一段人生。或許從這個角度切入，我們會更容易理解安寧緩和醫療的意義。

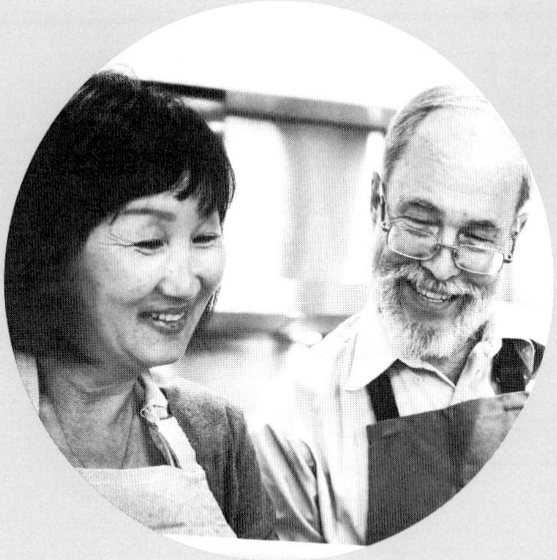

【輯三】

照護父母時，子女如何不讓自己倒下，也成為病人？

照顧者的迷思——

三種常見的家屬類型以及盲點

照料病人不是一個人就做得來的。照料的責任，不是單獨「她」或「他」所能夠獨自承擔的。

我從來沒有看過一個人能夠單獨承擔起這樣的重擔，而不被壓垮。

在照顧家中生病的長輩時，要如何調適自己的心態？要怎麼把自己準備好？要如何坦然的面對？這些都是很實際會遇上的問題。

一般來說，家屬可以分為「真正關心」的家屬、「行禮如儀」的家屬與「假日孝子」的家屬三種。每種家屬都有不同的人格特質，也都有各自的盲點。

什麼是真正關心的家屬？從字面上就可以理解，這類型的家屬打從心裡就關心自己的親人，無論花費多大的人力、物力、心力、財力，也要讓自己的親人得到最好的醫療。

他們在照顧上是屬於「最為積極」的家屬。在醫院裡，我們遇到的家屬大多數都是屬於這類型。

醫護同仁要怎麼辨別這類型的家屬？這類型的家屬在遇到醫師或護理師時，最常掛在嘴上的話是，「醫師，拜託（然後深深的一鞠躬）有沒有更好的藥？原廠的、進口的？最好的藥都用。」「健保不給付的器材，我可以負擔，沒有問題。」「有自費的營養針嗎？需要多補一些自費的藥物嗎？有沒有什麼補品是我可以買的？」或「自費同意書在哪裡？我馬上簽一簽！」

除此之外，當我向他們解釋家人的病情時，他們的眼神會自然流露出焦急的心情。他們出自內心的真誠與關懷，即使是陌生人，都可以強烈感受到，更何況是每天需要面對無數家屬的醫護人員。

所以對於這些家屬，不用他們多說什麼，醫護人員自然就會想要對他們的家人多做些什麼，即使醫護人員少睡一點，晚下班一點也沒有關係。

醫師也會私下幫病患多安排檢查，給最好的藥，雖然到最後健保的申覆與核刪會變多，醫師的薪水也會被罰扣，但抱著幫助別人的心態，大部分的醫護同仁還是會主動幫忙。

雖然這類型的家屬是屬於最好溝通，而且也是配合度最高的家屬。理論上，也是問題最少的家屬，但真的是這樣嗎？

• 過度自責與深深的罪惡感

這類型的家屬還是會有很多問題，但都不自知。**大部分的問題是在於「過於關心」，而且很容易把事情都往自己身上背、責任往自己身上扛**。

例如，這類型的家屬有時會把親人的疾病都怪罪到自己身上，認為今天爸媽身體不好，都是因為自己疏於照顧、照顧不好，或者是自己沒有提早警覺，沒有早點帶爸媽來醫院看病，才會變得這麼嚴重。

簡單來說，這類型的家屬大部分是屬於因果論的信仰者。他們認為親人生病，一定是某個環節出了問題，所以他們會有深深的罪惡感（Guilty Feeling），認為自己做得不夠好，甚至會過度自責，特別是在親人病情急遽惡化，或獲知親人罹患腫瘤的消息時最為常見，但是這種罪惡感完完全全沒有必要，而且對於病人的治療沒有任何幫助。

我曾經看過糖尿病的病人罹患酮酸中毒（Ketoacidosis）而被送入加護病房治療。在向家屬解釋病情時，我提到病人有脫水的情況，所以我給病人輸液治療，但是家屬卻會錯意，一直很內疚是她沒有注意到病人胃口不好，水喝得比較少，才會讓她爸爸住院。

但是，事實卻不是這樣，病人是因為感冒導致酮酸中毒，因為感染的緣故，所以胃口不好，再加上病人生病的時候，腦袋昏昏沉沉，自然就會減少水分的攝取，與她有沒有鼓勵病人多喝水是兩件事，但是病人的女兒卻為此自責不已。

・醫師女兒自責不已

這種情況不只在一般人身上會見到，在醫護同業的身上也會看到。

我朋友提到她爸爸前一陣子來她家裡住，他們一起坐在客廳看電視，看得很開心，當她起身去廚房拿水果時，從側面發現她爸爸的脖子腫腫的。

身為醫師的她，直覺上就感到怪怪的。她趕緊摸摸看，一摸不得了，不只頸部的淋巴結腫大，連腋下的淋巴結也異常的腫大。

她慌了！吞吞吐吐的問她爸爸，這些腫塊有多久了。答案是她不想聽到的六個月，於是她趕緊幫爸爸安排住院、抽血、做切片、照片子，整套檢查做下來，最後印證了她心中的不祥之兆，她爸爸罹患的是肺癌，而且已經是末期，又轉移到骨頭了，沒有辦法開刀，只能接受化學治療。

她為此傷心了好一陣子，她一直責怪自己沒有多陪爸爸。**她自己是醫師，每天治療別人的家人，但卻沒有早點發現自己的爸爸也出了問題。**

其實，有很多疾病的發生是老天爺決定的。當我們知道的越多，越感到有更多不足的地方，有許多的未知與醫療瓶頸需要去突破。

很多事情的產生並不是單單靠外力的介入就可以轉圜，所以當事情發生時，不是一味的把問題歸咎在自己，**或者是照顧親人的家屬身上，這樣對「照顧者」或「被照顧者」兩方都是沉重的負擔，也對病情沒有絲毫的幫助**。

對於上述酮酸中毒的家屬來說，如果下次她的父親還有同樣的遭遇，她會經由之前的經歷，知道當她父親食欲不好、想睡覺、不想喝水，那就是出了問題，會早點帶她的父親來醫院就診，不會再讓她的父親重複經歷加護病房的煎熬。

但如果沒有之前發生的那件事，老實說，她父親的糖尿病與感冒都不是她造成，所以把父親罹病的責任都往自己身上扛是沒有必要的。

「行禮如儀」的家屬

什麼是「行禮如儀」的家屬？就是所有事情都只依照醫護指示辦理的家屬，他們不會多做，但是也不會少做。

• 典型的久病床前無孝子

要說他們不關心生病的家人也不是，要說他們很關心也不是，久病床前無孝子這句話大概是用來形容這類家屬最貼切的詞句。

通常居住在養護中心，而且又是植物人的病人，最容易遇到這類家屬。

其實，**這類型的家屬一開始都是屬於「真正關心」的家屬，但是隨著照顧親人的時間變長，照料的負擔與花費變多，現實的考量，也會讓這些家屬不得不重新評估要再花費多大的心力來照顧自己的家人。**

如果再加上照顧的人多，事又雜的時候，更容易導致家庭的紛爭。這句話聽起來好像有些怪，不是人多好辦事嗎？怎麼會照料的人越多，越容易有問題呢？這是因為照料的時間一久，就會遇到誰要專責照顧，以及費用的問題。

需要全家一起溝通、一起面對、一起處理

照料生病的家人，從來都不是一件輕鬆的事。如果病人本身又患有失智症、腦血管疾病或植物人，沒有辦法自己打理生活起居，沒有辦法自己翻身，需要別人幫忙餵食、抽痰、翻身、清理排泄物、清潔身體等等。一整天，如果只有一個人把所有事情包下來，那麼會非常疲累。

如果照料的人，自己有家庭、有小孩、有經濟的負擔、有事業，或平日需上班的上班族，那麼，也不可能一直請長假。所以，**是哪個人要「犧牲」自己的工作、收入與陪伴小孩的時間，來負擔全職照料的責任？哪個人又要負責照料的開銷？**

人多嘴雜，這時，難免就會開始斤斤計較起每個人的工作量，而如果沒有適時的溝通、處理好，就可能會不歡而散，產生一堆紛爭，甚至最後還可能變成沒有人要處理，那麼，最可憐、受害最深的就是生病的親人。

如果家中的親人罹患慢性病，生活無法自理，需要長時間的照料，這時，全家人更應該團結在一起，一起溝通，共同解決。

另外，請務必認清一件事，那就是，**照料病人不是一個人就做得來的。照料的責任，不是單獨「她」或「他」所能夠獨自承擔的。我從來沒有看過一個人能夠單獨承擔起這樣的重擔，而不被壓垮**。

照顧慢性病的親人，需要全家人坐下來，好好的談一談。大家一起商討出一個大家都能接受的方式，才能讓親人獲得最為妥善的照顧。

「假日孝子」的家屬

就醫護人員來說，最常在假日遇到的是「假日孝子」的家屬。

• 把自己的關心表演給大家看

什麼是假日孝子的家屬？就是平常不用負擔照料病人的起居，但是假日探訪時，特別想表現的家屬，也就是「想把自己的關心表演給別人看的家屬」。

為什麼假日孝子的家屬有時會想要把自己的關心表演給別人看呢？最主要還是因為他們打從心裡就很關心病人，但是由於工作的關係，身處異地，沒有辦法天天陪伴在爸媽的身旁，所以對於病人的病情完全沒有概念。如果再加上前面所提到的罪惡感，認為爸媽生病是因為自己的疏忽所造成的，**有時為了化解這份罪惡感，他們往往除了自己外，還會找別人來替這個錯誤負責**。

• 責備看護或護理師，以掩飾不安、愧疚

我曾經看過假日孝子的家屬當眾責罵照顧病人的外籍看護，或責備照料病人的家人。他們認為病人的病都是因為他們沒有照顧好所引起。例如現在病情變得這麼嚴重，為什麼他會不知道，因為明明他上次來看爸媽的時候都好好的，怎麼會突然變成這樣。

有時，他們甚至也會責罵照顧病人的護理師出氣，或處處找毛病，吹毛求疵，這些都會讓護理師感到害怕。他們這樣的行徑，別人躲都來不及了，自然也不會樂意再幫他們生病的親人多做些什麼，所以，最後吃虧最大的還是生病的家人與他們自己。

事實上，我們都知道**「假日孝子」家屬這些異常表達關心的方式，只是他們用來掩飾內心的「不安」與「愧疚」**。

其實，親人生病並不是他們的錯，大家也可以體諒他們在外地工作的難處。由於知道他們對於病人的情況不是很清楚，所以**對於這類型的家屬，我也會花更多的時間，與他們溝通並且解釋病情，好讓他們在假日來訪時，就能夠明瞭自己家人的最新病況**。

在解釋病情後，我也會請他們留下平時使用的手機與家中電話，甚至多留幾支電話也無妨。這樣即使他們在外地工作，病人的病情如果有變化，我也可以在第一時間就聯絡到他們，讓他們可以掌握到病人的最新情況。

所以「假日孝子」的家屬最需要的是調適自己的心態，他們不需要對親人的生病感到有所虧欠。

如果覺得之前花太多時間在工作上，沒有好好的陪伴自己的親人，那麼，以後挪出更多的時間在家人身上就可以了。

過度的表達關心或責難平時負責照料的家人，反而會惹惱一堆人，到最後，大家都不想幫他，只剩自己照料，反而得不償失。

照顧者的心理層面——
心理上如何調適？

最重要與關鍵的是，要能夠「溝通」出其他人可以輪流替代主要照顧者的時間，讓主要照顧者每天與每週都有「固定」的休閒時間。

當長輩生病時，照顧者在精神上會承受什麼樣的衝擊？心態上要如何調適？才能減輕心理上的負擔？

當知道親人生病，而需要擔負起照料的責任時，一般人都會感到惶恐、緊張、焦慮與不安，不曉得接下來該怎麼辦。

仔細探究起來，**這些負面情緒的形成都與壓力有關**，特別是在完全沒有準備的情況下，要一個人突然面對這些壓力，難度真的很高。

來自疾病的壓力

光是疾病本身，就會給照顧者帶來很大的壓力，例如不知道疾病的進程、對於後續的處理與治療不清楚、不曉得治療成功的機率有多大、不曉得還要治療多久、要怎麼選擇最適當的治療方式，或者是面對親友們的詢問與建議，要如何因應？

處理方式一：照顧者不要怕問醫師問題

當遇到與疾病有關的問題時，最簡單又最直接的方式，就是**把自己的問題一條一條的寫下來，然後與醫師討論**。

通常在醫師解釋後，很多疑惑都可以獲得解決。**恐懼都是來自於未知**，當自己知道的越多，心中有個底，越不會緊張與害怕，所以不要怕問醫師問題，對於親人的疾病，無論有任何的問題，都可以直接問醫師。

處理方式二：請醫師召開「病情說明會」，向所有家屬說明病人病情

如果兄弟姊妹或親戚很多，每個人的意見都不一樣，不知道要怎麼做決定，該怎麼辦？可以與醫師約時間，由醫師向全部的家屬解釋。如果病人方便，也可以一起聽。大家一起聽，一起討論，有問題，當場提出來，由醫師解答。

根據我的經驗，在「病情說明會」後，不同的意見都可以獲得整合。**家人們對於病**

人的後續治療，也會有比較一致性的看法。

如此一來，照顧者就不用獨自煩惱接下來要怎麼辦，**也不用承擔親友們過度關心所帶來的壓力。**

角色改變的壓力

我們每一個人，在平時就扮演很多角色，可以同時是女兒（兒子）與妻子（丈夫），也可以是媽媽（爸爸）與員工（老闆）。如果在這些角色裡，又突然安插一個新的角色——照顧者，我相信，很多人的生活都會因此亂了調。

照顧生病的家人時，最苦惱的就是如何從原本就緊湊的生活裡，擠出額外的時間來照料親人。

究竟是要縮短與另外一半，或小孩的相處時間？還是要調整工作時間？同事們可以接受嗎？老闆會同意嗎？要不要辭職？還是乾脆直接換工作？到最後，照料者常常身兼數職、疲於奔命。

如果伴侶、小孩或老闆又對這件事有意見，不能諒解，照顧者就算將睡眠或休閒的時間也一起賠進去，還不一定可以處理好，有時更會節外生枝，衍生出一堆問題。總之，到最後生活可能就是心力交瘁。

處理方式一：照顧者與全家人溝通，讓大家知道「照顧病人」不是「單獨一個人」就可以完成

面對這樣的困境，怎麼辦？首先，先與全部的家人談一談，讓大家知道「照顧病人」不是「單獨一個人」就可以完成。

要一個人去承擔全部的照顧工作是不可能的，因為照顧者要做的事情，並不單單只是陪伴親人這麼簡單，會有一堆繁瑣的事情，等著他去幫忙與處理，所以**「照顧病人」需要全部的人一起幫忙與分擔**。

處理方式二：家人不能視照顧者的付出為理所當然，即使支付生活費給照顧者，也是一樣

而且其他家人在心態上也需要轉變，家人不能認為照顧者的付出是理所當然的，即使有支付生活費用給照顧者，也是一樣。

照顧者需要大家的肯定與打氣，他才能從「照顧」的工作中獲得成就感，也才不會對這件事情感到厭煩。

家中有人生病時，雖然每個人的生活都會被影響，但是，**「主要照顧者所受到的影響是最大的」**，所以更需要大家的體諒與幫忙。

處理方式三：讓主要照顧者每天與每週都有「固定」的休閒時間

最重要與關鍵的是，要能夠「溝通」出其他人可以輪流替代主要照顧者的時間，讓

主要照顧者每天與每週都有「固定」的休閒時間，可以讓他放鬆一下。

這段時間可長可短，但是一定要有，因為這是主要照顧者可以真正休息，而且不被打擾的一段時間。

為什麼固定的休息時間對照料者這麼重要呢？這道理就與橡皮筋一樣。長期緊繃的橡皮筋，如果不適時的放鬆是會斷掉的。

所以照顧者需要可以放鬆神經的時間，**在這段時間，照顧者可以盡情去做自己想做的事**，例如陪小孩看電影、與伴侶吃飯、與朋友逛街、看書、喝咖啡、聽音樂、放空想事情、補眠或運動，而**不會有任何的「虧欠感」，或是「罪惡感」**。

不確定感的壓力

這個壓力形成的原因，最主要是因為不知道還需要照顧親人多久，不曉得以後會變成怎樣，日子什麼時候可以回復原本的樣子等，種種「未知」與「不確定」的感覺，都會加重照顧者的心理負擔。

處理方式：在心理上坦然「接受」擔任照顧者的角色，並思考將照顧者的角色，融入生活中

如果照顧的工作看起來不是短期就可以結束的事，那麼照顧者可能必須先轉變自己的心態。

如之前提到的，先在心理上接受這份突然被安插進來的「新角色」。先不要急著想擺脫它，先認清扮演這樣的「角色」需要相當長的時間，接著思考該如何把照顧者的角色融入平常的生活中，讓自己習慣這種「新的生活」。

從排斥到接受，這是兩種完全不同的心態，但是這種心態上的調適與轉變很重要，先去接受、面對，然後處理，最後建立新的生活模式。

以前的日子是過去式，但眼前的日子卻是現在進行式，盡快熟悉這些新事務，安排新的作息表，就不會感覺好像天天都在算日子，對於未來也不會感到一片茫然。

來自病人的壓力

前面提到的都是照顧者本身的壓力，但是病人呢？病人有沒有壓力？有的，而且**病人自己的壓力，往往會比照顧者還要來得大，但是這種壓力卻常常被忽略掉了**。

罹患疾病不是病人本身願意的，他們也不想麻煩別人，或打亂家人的生活，所以**病人也會有「健康失落」的壓力**。

有時，治療的成果不理想，病人也會感到心煩、害怕與不安。他們也想早點找回健康的身體，可以早點回到以前的生活，所以病人也承受很大的壓力，但是這種壓力，**有時他們不是直接講出來，而是藉由「抱怨」或「生氣」等行為表達出來**。

如果不曉得這些負面情緒背後所隱藏的意涵，照顧者就會感到委屈與失望，心想自己都忙成這樣了，從病人身上卻獲得這樣的回報。沒有感激，也沒有讚美，因此感到生氣與哀傷不已。

處理方式一：照顧者同理病人心中龐大又說不出口的壓力

遇到這種情況，要怎麼處理？這時，就可以思考病人為什麼會有這些反應，是不是他的壓力也很大？還是他的身體不舒服？有沒有什麼方法，可以減輕他們的痛苦，或在治療上承受的壓力？

處理方式二：照顧者婉轉對病人表達，自己不喜歡被這樣對待

將這些事情通通想一遍，「想通了」或許就可以「釋懷了」。如果還是想不通或者心裡很憤怒、不平，那麼，可以選擇適當的時機與病人聊一聊，婉轉的表達，你不喜歡被這樣對待，或是也可以由其他家人向病人轉述，這樣就可以緩解來自病人的負面回饋。

千萬不要讓負面的情緒持續累積。情緒與地震一樣，偶爾把壓力與能量釋放出來，就不會造成很大的傷害，但是如果一直隱忍，不抒發，等到真的受不了，才一次爆發出來，那麼，造成的傷害會很強，到最後也很難彌補或挽回，例如我曾經看過照顧者帶著久病的家人一起自殺，令人唏噓不已。

有些病人的特質傾向容易有「負回饋」，例如比較強勢的病人性格，什麼事都要自己作主，這樣的病人，照顧者在照顧時所需承擔的壓力也會比較大。但是，如果病人的

個性是屬於比較好相處，或比較能夠體諒別人，那麼，照顧者所承受的壓力就會比較小。

另外，照顧者本身的教育程度也會與耐壓力有關，以照顧中風的病人來說，之前在香港的研究發現，如果照顧者的教育程度越好、知道的越多，他們越能夠理解中風後可能導致的後遺症，以及知道要怎麼去幫忙，或者讓病人學習新的生活技能，他們也比較能夠理解病人的負面情緒，所以他們在照顧病人時，感到憂鬱與挫折感的程度會比較少。

這份研究同時告訴我們，**對於親人的疾病了解越多，越不會害怕，也會越知道怎麼去照顧病人，那麼，在照顧的過程，就越會降低挫折感**。所以對於親人的疾病，如果有任何疑問，或對於後續的治療與照顧有任何的問題，都可以直接請教醫師，讓醫師來幫忙你。

長期照顧的壓力

在實際照顧病人一段時間後，有些人會感到疲倦或無力感，就像遇到瓶頸，不但沒有辦法突破，也不知道接下來能夠再做些什麼。

這種情況，很**容易在照顧病人兩至三年後出現**，而且照顧的時間越久，這樣的心態就越容易產生，感覺也會特別的顯著。

如果再加上病人的病情變差，或病人的「記憶力」與「認知能力」衰退，照顧者的心理負擔也會越大，有時照顧者到最後，甚至連自己的生活都沒有辦法掌控，除了脾氣變差、易怒、失眠或焦慮，也會有沮喪或想要大哭一場的情況產生。

會有這樣的感覺，最主要是因為**照顧者承受的是「持續性」的心理壓力**。在照顧病人期間，照料者除了生活滿意度會下降，心情也會變得特別低落，而且在長期照顧病人後，照顧者所面臨的壓力，也會讓他們的情緒變得比較敏感。

處理方式一：照顧者要維持一定程度的社交活動，不能將自己封閉起來

有這樣的情況產生時，就是一個警訊，就是照顧者反過來需要別人幫助。這時，照顧者可以做什麼幫助自己？或該去哪裡尋求幫助？

首先，我會鼓勵照顧者在平時就要維持一定的社交活動，如朋友們的聚會、宗教活動、病友會或運動。

在照顧病人期間，照顧者要盡量維持一定的人際關係，不要因為照顧病人沒有時間，就把自己封閉起來。因為，如果平時還是與親友保持聯繫，這樣才能在自己最需要幫忙時，找到可以傾聽自己心情的人。

照顧者除了可以對親友抒發自己在照顧病人時所遇到的困難，也可以與病友會的家屬、

【張醫師暖心提醒】

關於照顧者，還有幾點迷思，深深地束縛住我們，例如照顧者就是要完全犧牲自己的生活；或是只有我才能照顧好父母，父母不能沒有我（我最了解父母），又或因為我的工作最不重要，我沒有結婚、沒有小孩，所以就由我來照顧父母等等。

醫師，或社工聊聊，聽聽別人的意見與看法。

其實，通常不用別人給建議，當照顧者自己在描述問題時，就是在整理問題，等到把問題講完後，問題的癥結往往也就釐清，解決的方法自然也就浮現出來。

之前的研究，發現**「年紀較大」或「教育程度較低」的照顧者，比較少尋求別人的幫助，所以他們能夠獲得的支援、資源也比較少。**但是，照顧者如果能夠藉由人際的互動，重新整理自己的情緒，加強親屬的聯繫，甚至主動尋求社會資源的幫助，其實可以有效降低他們在長期照顧時，內心所承受的緊張與焦慮。

處理方式二：照顧者在休息時間時，可以選擇做些自己喜歡的事，或犒賞自己

除了以上所提到的之外，照顧者還可以選擇做些自己喜歡的事，或好好的犒賞自己。這樣的行為很重要，而且很值得被鼓勵。

因為**這樣會讓照顧者覺得自己可以掌握到生活的某個部分，即使是短短的時間也好**。在這段時間，他可以做自己想做的事，而不是把全部的時間與精力都奉獻給病人，讓自己的生活一片空白。

處理方式三：若病人是末期，照顧者請與醫師討論是否選擇安寧緩和醫療，讓病人有較佳的生活品質

如果照顧者看到親人的情形每況愈下，心中也會感到不捨與失落，有些人甚至會感到遺憾。

特別是**對於癌症末期的患者，有超過百分之五十的照顧者，內心會感到虧欠與後悔**。這時，照顧者能夠做的就是讓患者在生命末期時有好一點的生活品質，或許可以與醫師討論，病人是否適合安寧緩和醫療。

這樣**除了可以讓病人在生命末期享有較佳的生活品質，也能緩解照顧者的心理感受**，因為如果病人在生命末期享有較好的生活品質，照顧者所承受的心理壓力與憂傷也會減少許多，而當**照顧者在面對喪親之痛時，心理的壓力也會減少一些**。

照顧者的生理層面——
如何照顧好自己的身體？

在照顧肺炎的親人時，照顧者需要做基本的防護措施，如使用乾洗手液、拋棄式手套與口罩，或勤洗手，並且妥善處理病人的口鼻分泌物，以降低接觸傳染或飛沫傳染的機會。

當我們的心理受到影響，往往也會引起身體上的變化，也就是心理的壓力會直接反應在健康狀態上。

對於照顧者來說，除了要承擔在照料期間增加的壓力外，如果照顧病人的內容比較繁瑣，例如幫親人餵食、翻身、拍背、抽痰、洗澡、穿衣服、攙扶、幫忙如廁，或推輪椅等等，這些在體力上都是一大負荷，對於照顧者的健康也會有所影響。

而且照顧的時間越久，**處理的事越多，照顧者除了容易感到疲勞、憂鬱與沮喪，生理上也會承受不小的負擔**，長期下來，對於他們的健康也會有負面的影響。

如果照顧者連自己的身體都顧不好，怎麼還會有多餘的體力，去照顧生病的家人？所以照顧者該如何在照顧生病的家人時，同時照顧好自己的身體？

照顧者身上不能忽視的警訊

我們可以把身體想像成是一部構造很精密的機器，當機器運轉不順時會卡住，發出喀嚓的聲音，甚至會冒煙。

我們的身體也是一樣。當身體變差時，有些人會感到頭痛、胃痛、頻尿、拉肚子、沒有胃口、失眠，甚至不由自主感到心跳變快、血壓變高，接著做什麼事都感到不順，好像有一口氣悶在胸口，卻又吐不出來，很容易感到心煩，而且脾氣會變得特別的暴躁，很容易為了小事不開心，或者很容易發脾氣，**當照顧者出現這些情況時，無論是「自身」，或者是「周遭」的人察覺，都要正視這些警訊，不能輕忽它們**。

處理方式一：請教病友會家屬，如何更精簡、更有效率的照顧病人

從以前的研究發現，從事照顧年長者的工作時，**「照顧時間」與照顧者的「主觀感覺」都會直接影響照顧者的身體負擔**。

所以，當出現這些警訊時，要仔細思考，該怎麼縮短「照顧的時間」與「照顧的工作」。**照顧者不要怕開口，一定要尋求別人的幫忙**。無論是家人、親戚、朋友或社會機構，如同前文提到的，可以找其他的家人分擔照顧的工作，讓照顧者每天都有固定的時間可以休息，不用再掛心照料的工作，可以讓自己有喘口氣與放鬆的機會。

至於照顧者的「主觀感覺」，通常來自於照顧者對於照顧工作的「熟稔度」，如果照顧者對於照顧的工作越熟練，技巧越好，就會減低他們在照顧時身體所產生的疲累感，同時也可以降低照顧工作對於他們健康所造成的危害。

所以照顧者可以看看別人是怎麼照顧生病的親人。**最好的學習對象是病友會的家屬**。可以問問他們，是用什麼撇步精簡照顧工作？是如何把繁瑣的工作化繁為簡，然後進一步改良為適合自己的處理方式。

從別人的經驗中學習，絕對會比自己「錯中學」，或者「慢慢摸索」來得好。

處理方式二：與病友會家屬保持密切互動，除能互相打氣，也能彼此支援

另外，照顧者如果能與病友會的家屬保持密切的互動，平時除了互相支援，遇到突發狀況，大家也可以互相幫忙。

畢竟**照顧者所承受的辛酸、苦悶、委屈與疲憊，同樣身處其境的病友會家屬最能感同身受**，他們通常也願意在對方有困難的時候伸出援手。

照顧者有沒有可能得到相同的疾病？

在醫院裡，我們常常被家屬問到的問題，是親人的病有沒有可能會遺傳？或會不會傳染？換句話說，就是家屬會不會也得到同樣的病。

對生活作息與病人有密切接觸的照顧者來說，他們的心中也會存有同樣的疑問，他們擔心會不會因為照顧親人而染上一樣的疾病。那麼，我們要如何降低照顧者染上同樣疾病的機會？

處理方式一：照顧者可以找醫師諮詢，並做初步檢查，需不需要開始預防性治療等

先從疾病會不會遺傳來說，事實上，目前很多疾病的產生都與遺傳有關。任何一種病，只要提出來，再檢索醫學文獻，一定可以查到一堆基因型與這個疾病的產生有關。問題是，這些基因型與後來真正發病的關聯性有多高。

另外，基因雖然是先天遺傳，沒有辦法改變，但是後天的生活作息、工作環境、飲食習慣、運動、初級預防，例如健康檢查與篩檢，或預防性藥物治療都會與真正發病有很密切的關聯性，也就是說**基因的表現會與後天的環境有關**。

所以，即使先天遺傳到某個疾病的基因，也先不用急，還是可以靠「後天」的努力，去做一些努力，以減少發病的機會。

以常見的高血壓、糖尿病、心血管疾病或腦中風來說，這些疾病都與遺傳有關，而且也會產生一堆惱人的併發症，常常讓照顧者心有餘悸。

如果親人罹患這些疾病，照顧者可以先找醫師諮詢，並且做一些初步的檢查，看看罹患這些疾病的風險高不高，需不需要開始預防性治療，或者是如何調控自己的生活，以減少發生這些疾病的機會。

處理方式二：照顧者必須做一些基本的防護措施，是為自己，也是為被照顧的病人

至於疾病會不會傳染？通常只要致病原是細菌、病毒，或黴菌所引起的疾病，都有可能會傳染。

以年長者常發生的肺炎來說，在照顧肺炎的親人時，照顧者就需要做一些基本的防護措施，如使用乾洗手液、拋棄式手套與口罩，或勤洗手，並且妥善處理病人的口鼻分泌物，來降低接觸傳染或飛沫傳染的機會。

另外，如果照顧者有咳嗽、流鼻水、咽喉痛，或發燒等症狀，即使病症輕微，也要趕緊就醫。

有時**心存僥倖，小病拖一拖就會成大病**。這時，除了自己的身體受影響，生病的親人臨時要由誰來接手照顧，也是一大問題。所以為了自己，也為了生病的家人，照顧者一定要好好的照顧好自己的身體。

照顧者如何維持自己的身體健康？

除了在平時就留意自己身體所發出的警訊，以及在照顧親人時，注意一些細節，以減少與親人得到相同的疾病外，照顧者還可以怎麼做？

處理方式一：照顧者盡可能攝取足夠的營養，尤其是蛋白質、維生素B群與鈣質

可以從飲食、睡眠與運動這三個方向著手。在飲食上，盡可能攝取足夠的營養素、維生素與礦物質，特別是蛋白質、維生素Ｂ群與鈣質，這是因為照顧者長期處在高度的壓力下，需要攝取足夠的營養素，補足自己的體力，才有足夠的精力照料病人。

處理方式二：照顧者若失眠，請試試腹式呼吸

一般來說，**睡眠是照顧者最常忽視的**，這是因為如果照顧者除了工作，還要照顧生病的親人，那麼，時間常常會不夠用。當照顧者的時間不夠，第一個最常被犧牲的，就是睡眠時間。

除了睡眠的時間不夠充裕外，照顧者最常遇到的就是緊張與壓力大，所以常常會失眠，睡不著。

當照顧者失眠時，怎麼辦？可以試試腹式呼吸。腹式呼吸很簡單，就是在呼吸時，由鼻子吸氣，然後從嘴巴吐氣，而且吐氣的時候要慢慢的，最好可以超過五秒鐘。

只要重複做幾次腹式呼吸，就可以放鬆緊繃的神經、舒緩緊張的情緒，所以**照顧者如果有失眠困擾，可以試試簡單的腹式呼吸**，幫助入眠。

處理方式三：什麼運動都可以，即使是簡單的跑步也無妨

在之前的章節，我們一直強調運動對於年長者的重要性，事實上，運動對於照顧者也很重要，而且**即使照顧者本身沒有運動的習慣，我還是會建議照顧者抽出固定的時間運動**。

什麼運動都可以，即使是簡單的跑步也無妨。這是因為運動除了可以讓照顧者維持足夠的體力，也可以刺激大腦分泌腦內啡。腦內啡除了可以降低不安的情緒、消弭焦慮，還可以強化自體免疫力，降低照顧者生病的機會。

所以，**運動對於照顧者的身體與心理都有很大的幫助**。照顧者如果能夠保有運動習慣，除了能夠維持身體的健康，更能幫助他們繼續勝任照顧的工作。

照顧者的經濟層面

如果家屬只願意分擔親人的「醫療費用」，卻不願意額外補貼照顧者的「生活費用」。這樣對照顧者來說，是很不公平，而且很不合理的。

有一次搭車，我看到一位阿伯站在路邊舉牌子，牌子上是某個建案的新成屋廣告。那一天剛好下雨，阿伯穿著簡便型的黃色雨衣，戴著帽子，靜靜的站在路邊，默默舉著牌子。

從外表看，阿伯大概七十幾歲，但實際歲數有可能會略低於七十歲，因為經濟情況不理想的人，外表看起來難免蒼老幾歲。

看到阿伯站在雨中舉著牌子，我有點難過。他們大多都屬於派遣人力，沒有福利，也沒有保障。工作的時候，如果被抓到坐著休息，或離開現場，就會被扣錢，所以就算下雨，阿伯還是只能站著舉牌。因為休息時間如果還沒到，連休息都不行，更不用說躲雨了。

我搭上車子後，阿伯站在雨中舉牌的影像，依舊在我的眼前浮現。我看到的是一個上了年紀的人，還需要持續付出勞力，才能獲得溫飽，即使下雨，還是得站著淋雨。

阿伯這樣站下去，會不會感冒？生病了，怎麼辦？阿伯有家人可以照顧他嗎？或是他還需要去照顧其他家人？還是阿伯根本就沒有家人可以互相照顧？如果阿伯生病時沒有工作，接下來的醫藥費與生活費怎麼辦？

在醫院裡，我也常遇到與阿伯處境有點類似的病人。有很多人的手頭並不很寬裕，就算健保補貼大部分的醫療費用，但是生病後連帶產生的開銷還是一大負擔。

如果罹患的又是慢性病，需要長期療養與復健，例如中風後行動不便，需要有人在旁長期照料，光是尿布、看護墊、管灌飲食與醫療費用，就是一筆不小的開銷。如果再加上照料者的收入減少，這些額外開銷所形成的負擔就會更為沉重。

年輕時，就應該開始做醫療規劃

所以錢重不重要？在平時，我認為物質欲望不用太多，只要能滿足生活所需，錢夠用就好，但是在生病的時候，錢就變得很重要。從自費藥品、消耗性衛材、營養品、氣墊床、助行器、輪椅、氧氣製造機，甚至是請看護的費用，樣樣都需要錢。所以生病時，開銷會變得異常嚇人。「久病床前無孝子」常常也都是因為錢的問題所衍生出來。

但是，人什麼時候會生病不曉得，什麼時候會用到這筆錢也不知道，只能提早做準備，替自己或家人先做好以後的醫療規劃。

如何做醫療規劃？事實上，醫療險雖然是個不錯的選項，但並不是唯一選項。而且**即使買醫療險，也需要詳讀保險的內容與細則**。

有很多醫療險只保障到某個年齡，當超過約定的年齡生病後，保險就不會給付。偏偏很多疾病又常發生在年長者身上，等到需要使用醫療險時，保單已經不能給予當初所承諾的保障。

更慘的是之前所支付的保險費用，也不能退還，等於是白白繳了好幾十年的保費。所以，**如果選擇醫療險作為醫療規劃，一定要慎選保單**。

另外，除了保險外，還有很多不同的理財工具，可以趁年輕時多做一些準備，多存一點錢，以備不時之需，而且從現在開始做，也都還來得及。

除了分擔「醫療費用」，也要額外補貼照顧者的「生活費用」

另外，針對照顧者的經濟情況來說，由於照顧者把自己大部分的時間都用在照顧親人上，可以工作的時間與收入，相對來講就減少了。

如果其他的親屬沒有注意到這一點，在金錢方面，只願意分擔親人的「醫療費用」，卻不願意額外補貼照顧者的「生活費用」，這樣對照顧者來說，是很不公平，而且很不合理的。

所以，照顧者需要與其他的家人好好溝通，讓他們知道**照顧工作不是無酬的**，其他的家屬，也需要在金錢方面補貼照料者，讓大家一起分擔照顧工作的成本，這樣才能減輕照顧者在財務上面的負擔。

但是，如果照顧者沒有其他的家人與親友可以求助，要找誰來分擔照顧與財務的重擔？我們將在下個章節把答案告訴你。

照顧者何處尋求資源？

在照顧年長的親人時，照顧者除了可以借力其他的家屬與親友們，事實上，只要多問、多找，都可以找到許多資源。

喘息服務

什麼是「喘息服務」？**喘息服務是指六十五歲以上，需要幫忙與照顧，或者是五十歲以上，領有身心障礙手冊的民眾，如果通過申請，衛生局就會依照每個人的情況來做處理。**

例如把需要長期照顧的病人送至安養機構，或者是派照顧員到他們的家中，幫忙照顧一段時間，讓照顧者可以獲得短暫的休息，讓照顧者有機會可以喘一口氣，這就是喘息服務。

除了幫忙照顧外，衛生局也會依照個案的情況，與社工討論。必要時，也會補助一些費用。

但是要怎麼申請?台灣每個縣市的衛生局都有提供喘息服務，所以如果有需要，可以直接與衛生局聯絡。

居家護理與居家復健

除了喘息服務，目前衛生局也提供「居家護理」與「居家復健」的服務。**以居家護理來說，就是護理師到申請者的家中，提供護理服務與諮詢**。所以，照顧者如果在照顧病人方面有技術上的任何問題，都可以詢問護理師的意見，請他們指導照顧上的技巧。

而**居家復健則是由物理治療師，或職能治療師按照居家環境來設計治療套餐**，讓病人在家中也能自行做復健。期望能經由持續的復健治療，改善病人在生活上自理的能力。

同樣的，如果有這方面的需求，也可以向衛生局申請。衛生局的人員會安排適當的人力到申請者的家中幫忙。

社會局的家務與身體照顧服務

如果家中親人罹患的是影響生活自理能力的重大疾病，生活起居都需要別人的幫忙與協助，或者親人是身心障礙者，例如失智症、精神病或智能障礙，都可以向社會局申請「家務服務」，或「身體照顧服務」。

「家務服務」的內容包含常見的家務事，例如清洗衣物、環境清潔、餐飲服務、購買生活用品、陪同就醫等，至於**「身體照顧服務」，則是包含幫忙洗澡、換穿衣服、進食、餵藥、如廁、翻身、拍痰等照顧上的服務**。

以上所提到的這些服務，如喘息服務、居家服務，以及家務與身體照顧服務，各縣市社會局會依照申請者的資格而有不同的補助。

以台北市社會局為例，服務費用是依照身分福利別給予補助，例如低收入戶會有全額補助，中低收入戶有百分之九十的補助，一般戶則會有百分之七十的補助，所以**可以善用社會資源來分擔照顧者在照顧上的重擔，並且減輕財務上的壓力**。

病友會

之前的章節，我們曾提到「病友會」。其實，參加病友會有很多優點，例如維持人際關係，讓照顧者在照顧親人的同時，也還能保持與社會的互動，不會因為照顧親人而把自己孤立起來。

若在平時與病友會的家屬保持良好聯繫，在需要一些幫忙時，彼此也可以互相照應。

另外，病友會也常與醫院或醫師一起舉辦各種活動，藉由這些活動，照顧者除了可以與大家分享，並且交流照顧病人方面的心得，也可以從別人的照護經驗裡獲得不同的啟發。

心理諮商

照顧年長的親人並不是一件輕鬆的事，除了勞心勞力，有時還會有很多委屈與無奈悶在心裡。

如果感到身心俱疲，覺得做什麼事都不起勁，或感到快要撐不下去時，千萬不要逞強地把自己逼進死胡同，一定要尋求大家的幫忙，例如尋求精神科醫師或心理諮詢團體，如張老師、生命線等等。

適時的求助，才能讓自己在照顧與陪伴親人的路上，好好走下去。

※各項衛政服務給付費用標準表

（資料來源：台北市社會局）

服務項目	補助標準	全額補助		補助90%		補助70%	
		1. 低收入戶 2. 中低老津7,463元		1. 中低老津3,731元 2. 非列冊低收入身心障礙者生活補助 3. 中低收入戶		一般戶	
		衛生局補助	民眾自付	衛生局補助	民眾自付	衛生局補助	民眾自付
居家護理 居家呼吸	訪視費 （元／次）	1,300元	0元	1,170元	130元	910元	390元
	交通費 （元／次）	最高補助200元	差額由民眾自行負擔	最高補助180元	差額由民眾自行負擔	0元	差額由民眾自行負擔
居家復健（物理、職能、吞嚥訓練） 居家醫師 居家營養	訪視費 （元／次）	1,000元	0元	900元	100元	700元	300元
	交通費 （元／次）	最高補助200元	差額由民眾自行負擔	最高補助180元	差額由民眾自行負擔	0元	差額由民眾自行負擔
機構式喘息服務	照顧費 （元／日）	1,200元	差額由民眾自行負擔	1,080元	差額由民眾自行負擔	840元	差額由民眾自行負擔
	交通費 （元／次）	全額給付，最高補助1,000元		給付車資之90%，最高補助900元		給付車資之70%，最高補助700元	
居家式喘息服務	照顧費 （元／日） （2單位／日）	1,500元	0元	1,380元	120元	1,140元	360元

※居家服務給付費用標準表

一、輕度失能：最高補助二十五小時／月

二、中度失能：最高補助五十小時／月

三、重度失能：最高補助九十小時／月

・每日最高之單位：每單位三小時

補助標準	全額補助			補助90%			補助70%		
	1. 低收入戶 2. 中低收入戶 3. 領取中低老津7,463 元			1. 領取中低老津3, 731元 2. 非列冊低收入身心障礙者生活補助			一般戶		
	衛生局補助	民眾自付	社會局補助差額	長照補助	民眾自付	社會局補助差額	長照補助	民眾自付	社會局補助差額
照顧費（元／時）	200	0	50	180	20	50	140	60	50

國家圖書館預行編目資料

照顧父母：不讓父母的小病痛，變成大危機／張勝南著.——初版.——臺北市：寶瓶文化, 2016. 09
面；　公分.——（restart；11）
ISBN 978-986-406-068-9（平裝）
1. 長期照護2. 老人養護3. 照顧者4. 生活指導
419.71　　105017877

寶瓶 AQUARIUS

restart 011

照顧父母——不讓父母的小病痛，變成大危機

作者／張勝南（台大心臟科主治醫師、重症加護病房醫師）
副總編輯／張純玲

發行人／張寶琴
社長兼總編輯／朱亞君
資深編輯／丁慧瑋　編輯／林婕伃・周美珊
美術主編／林慧雯
校對／張純玲・劉素芬・陳佩伶・張勝南
業務經理／黃秀美
企劃專員／林歆婕
財務主任／歐素琪　業務專員／林裕翔
出版者／寶瓶文化事業股份有限公司
地址／台北市110信義區基隆路一段180號8樓
電話／(02) 27494988　傳真／(02) 27495072
郵政劃撥／19446403　寶瓶文化事業股份有限公司
印刷廠／世和印製企業有限公司
總經銷／大和書報圖書股份有限公司　電話／(02) 89902588
地址／新北市五股工業區五工五路2號　傳真／(02) 22997900
E-mail／aquarius@udngroup.com

著作完成日期／二〇一六年七月
初版一刷日期／二〇一六年九月二十日
初版三刷'日期／二〇一八年十一月十九日
ISBN／978-986-406-068-9
定價／三三〇元

AQUARIUS 寶瓶 文化事業

愛書人卡

感謝您熱心的為我們填寫，
對您的意見，我們會認真的加以參考，
希望寶瓶文化推出的每一本書，都能得到您的肯定與永遠的支持。

系列：Restart 011　　**書名：照顧父母——不讓父母的小病痛，變成大危機**

1. 姓名：__________　性別：□男　□女
2. 生日：____年____月____日
3. 教育程度：□大學以上　□大學　□專科　□高中、高職　□高中職以下
4. 職業：__________
5. 聯絡地址：______________________________

   聯絡電話：__________　手機：__________
6. E-mail信箱：____________________

   □同意　□不同意　免費獲得寶瓶文化叢書訊息
7. 購買日期：____ 年 ____ 月 ____日
8. 您得知本書的管道：□報紙／雜誌　□電視／電台　□親友介紹　□逛書店　□網路

   □傳單／海報　□廣告　□其他
9. 您在哪裡買到本書：□書店，店名________　□劃撥　□現場活動　□贈書

   □網路購書，網站名稱：________　□其他________
10. 對本書的建議：（請填代號　1. 滿意　2. 尚可　3. 再改進，請提供意見）

    內容：__________

    封面：__________

    編排：__________

    其他：__________

    綜合意見：______________________________
11. 希望我們未來出版哪一類的書籍：____________________

讓文字與書寫的聲音大鳴大放

寶瓶文化事業股份有限公司

（請沿此虛線剪下）

廣　告　回　函	
北區郵政管理局登記	
證北台字15345號	
免貼郵票	

寶瓶文化事業股份有限公司收

110台北市信義區基隆路一段180號8樓

8F,180 KEELUNG RD.,SEC.1,

TAIPEI.(110)TAIWAN R.O.C.

（請沿虛線對折後寄回，或傳真至02-27495072。謝謝）